系统辨证脉学

——中医脑病学临证荟萃

主编 彭伟 齐向华

山东科学技术出版社

图书在版编目（CIP）数据

系统辨证脉学：中医脑病学临证荟萃/彭伟，齐向华主编．—济南：山东科学技术出版社，2014.8（2021.1 重印）

ISBN 978-7-5331-7597-9

Ⅰ．①系… Ⅱ．①彭… ②齐… Ⅲ．①脉学－文集②脑病－脉诊－文集 Ⅳ．① R241.1-53 ② R277.72-53

中国版本图书馆 CIP 数据核字 (2014) 第 181603 号

系统辨证脉学

XITONG BIANZHENG MAIXUE

责任编辑：冯 悦

主管单位：山东出版传媒股份有限公司
出 版 者：山东科学技术出版社
　　　　　　地址：济南市市中区英雄山路 189 号
　　　　　　邮编：250002　电话：（0531）82098088
　　　　　　网址：www.lkj.com.cn
　　　　　　电子邮件：sdkj@sdcbcm.com
发 行 者：山东科学技术出版社
　　　　　　地址：济南市市中区英雄山路 189 号
　　　　　　邮编：250002　电话：（0531）82098071
印 刷 者：北京时尚印佳彩色印刷有限公司
　　　　　　地址：北京市丰台区杨树庄103号乙
　　　　　　邮编：100070　电话：（010）68812775

规格：32 开（880mm×1230mm）
印张：8.25
版次：2021 年 1 月第 1 版 第 2 次印刷
定价：45.00 元

主 编 彭 伟 齐向华

副主编 滕 晶 田 康 宋晓宾 王琪珺 牛鹏飞
　　　　杨晓楠 王 鹏 赵 静

编 者 (排名不分先后)
　　　　彭 伟 齐向华 滕 晶 田 康 宋晓宾
　　　　王琪珺 牛鹏飞 杨晓楠 王 鹏 柳洪胜
　　　　刘丽丽 吕玉婷 李京凯 赵 悦 吴舟舟
　　　　金美英 吴慧慧 王泰勇 李俊男 丁 晓
　　　　谭思媛 唐慧青 张文杰 刘呈祥 赵 静
　　　　韩坤锜

目　录

思想篇 ……………………………………………… 1

脉学学科建设的思考 …………………………… 3

脉学与整体观思想 ……………………… 19

中医脉象微观化发展管见 ……………… 26

脉学与中国古典哲学引言 …………………… 37

"天人合一"思想与系统辨证脉学 …………… 43

参悟《脉要精微论》，开启整体脉诊学习法门 ……… 47

脉诊学习三步法 …………………………… 60

理论篇 ……………………………………………… 65

失眠症郁闷不舒状态"脉—证—方"相应浅议 ……… 67

浅谈系统辨证脉学的系统性与回溯性 ……… 77

系统辨证脉学之升降出入初探 …………… 84

从系统辨证脉学与王孟英医案角度析要素之"枯" …… 90

举例运用系统辨证脉学回溯疾病演变脉络 …… 96

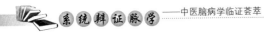
系统辨证脉学中"脉稀"与"病证"的相关性 ……… 103

半夏厚朴汤脉证分析 ……………………………… 108

"系统辨证脉学"之脉诊技术训练 ……………… 113

临床应用篇 …………………………………………… 125

脉诊在躯体性疾病中的诊断作用 ………………… 127

脉象在中医心理学中的客观诊断作用 …………… 138

诊脉判断和处理急症的过程及体会 ……………… 146

脉诊在辨证施护意识障碍者中的指导作用 ……… 156

中医感冒脉象浅谈 ………………………………… 163

咳嗽的脉象特点 …………………………………… 168

心理应激状态及其系统辨证脉象浅论 …………… 174

从情志论治口僻新释 ……………………………… 179

从辨证脉学视角谈降压药物使用体会 …………… 186

应用系统辨证脉学辨治梦境障碍 ………………… 192

齐向华教授应用半夏厚朴汤治疗"思虑过度状态"新探

……………………………………………………… 196

凭脉辨治腰腿痛验案及体会 ……………………… 204

朱砂安神丸治疗"惊悸不安状态"新探 ………… 211

临证医案 …………………………………………… 217

"系统辨证脉学"脉案一则 ……………………… 219

脉诊指导下辨治血管性痴呆去皮层状态临床报道一则

　　　　　　　　　　　　　　　　　　　　223

凭脉辨治失眠症病案一则 …………………… 228

齐向华教授治疗"大气下陷"经验拾萃 ………… 232

志意持定脉案两则 …………………………… 239

心理脉象临床辨识应用二则 ………………… 244

郁闷不舒状态脉案举隅 ……………………… 248

思 想 篇

SI XIANG PIAN

脉学学科建设的思考

齐向华

山东中医药大学附属医院，济南 250011

摘　要： 中医脉学发展数千年，为中华民族文化发展及中医诊疗技术的提高做出重要贡献。近来西学东渐，与中国传统文化产生碰撞，影响到中医学的发展。在新形势下我们亟需构建并完善脉学学科，全文即阐发了中医脉学学科建设问题，旨在传承和弘扬这一国家瑰宝。

关键词： 脉学学科；脉诊；传统脉学；新脉学体系

1. 中医脉学学科建设的必要性

1.1　中医学发展的需要

脉象是中医学的重要标识，为几千年的中华民族健康事业做出了巨大的贡献，中医临床离不开脉诊，脉诊是中医四诊中唯一的医者从和患者直接身体接触中获得信息的方法，因此也就显得尤为重要。从《内经》的"察色按脉，先别阴阳"到《伤寒论》"六经辨证"提纲；从"金元四大家"

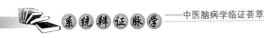

理论体系建立到"温病学派"的崛起，其病机的认证分析，无一不是把脉象特征作为重要的支点之一，中医学理论发展的每一步都离不开脉诊发展的参与。因此，要发展中医学就要建立与之同步发展的脉学体系。

1.2 目前脉诊教育与应用状况所迫

在中医学发展的长河中，脉诊已经作为一种文化根植到整体的诊疗活动中，就一个中医从业人员来说，脉诊是考评其诊疗技术水平的重要组成部分。一个时期内，由于教育模式的改变，中医教学人员的课堂教授脉诊只是照本宣科，而且教材本身的脉诊内容谬误较多，传统的口授心传手把手传授技艺的师承方法受到限制，加之中、西医交流碰撞的影响，使得真正能够熟练掌握脉诊这一技艺的人越来越少，中医从业人员脉诊水平呈总体下降状态，特别是一些年轻医生对中医脉诊的运用甚感困惑，以至只能流于形式，部分人士甚至放弃对脉诊的学习与研究，取而代之以西医理化检查决定中医治疗，长此下去脉诊将有失传的危险。因此，建立一整套完整的循序渐进的教学与实践体系势在必行。

1.3 脉象发展的现状所迫

最近几年，国内一些有志之士潜心致力于脉诊临床探索，在传统的28脉象之外，均独创性地发现了许多与西医疾病相对应的脉象特征，并且已经形成了不同的流派，在脉诊微观化、全息化等领域做出了巨大贡献；有的学者通过探索发现，脉象不但可以反映人体的躯体疾病，而且可通过感知特定的信息，直接感触人类的心理状态和变化，给脉诊的临床研究以极大地推进。但是脉诊研究的方法和理论各异，造成争取整个中医学界认可和更大范围推广的困难。建立脉学学科，整合传统脉象与近年来发展的各种流派，发展中医脉诊理论和实践体系，是时不我待之际。

1.4 国内外中医发展的趋势

国外的中医从业人员不允许从事西医的诊疗活动，独立地运用中医的诊断和治疗是从业的基本模式，因此，国外的中医更亟需具备用中医传统方法诊疗现代疾病的手段。实践已经证明，走中西医结合之路的终极目标是中医理论体系的彻底废除，谋求中医独立发展才是正确的目标，因此，国内医改的方向终将形成中医独立的空间，这就需要中医具有极具自身特色的诊断技术，脉诊堪当此大任。

1.5 脉学的发展趋势所体现的价值

脉诊作为中医的标志性诊察技术被应用数千年，从近些年来的脉象研究发展和趋势来看，脉象特征即将体现出的功能越来越大，不仅限于医学领域，还可以对人的生理和心理进行表征。脉象技术可以参与到人类各项社会和工作活动之中，给予指导建议和评定，所有这些已经超出了中医诊断学所能够涵盖的范围，因此笔者提出应该尽快建立中医的脉象学科。

继承和发展中医脉学，汇合传统脉学、微观脉学、数学、信息学、现代医学、心理学、社会学的知识，兼收并蓄、优势互补，构建新的中医脉学医学学科体系，对提高人们的生活和工作质量，防治身心疾病，都具有重要意义。

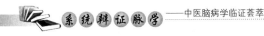

2. 建设中医脉学学科的可能性

中医脉学在历史长河中已经得到了长足的发展，形成了自身的理论体系。虽然目前的临床普遍的应用实践不尽如人意，但是一些有志之士却根据自己的临床经验总结出了不同的学术流派，所有这些使建设中医脉学学科成为可能。

2.1 脉象（诊）拓展为脉学的缘由

脉学与脉象的概念内涵存在不同，脉象是脉诊这一诊断技术的具体指标，指的是医者通过感知患者的寸口脉获得脉象特征信息，以指导临床的辨证治疗，主要包括了脉象诊断规范、脉象特征识别和意义分析。而脉学是一门学科，是一切与脉搏信息有关的知识综合。我们通过近些年来的研究发现：①脉搏信息研究所需要的技术手段和理论基础有大量的扩增。提取和分析的理论与技术涉及循环系统生理学和疾病学、现代信息学、数学分析等内容，已经脱离传统脉诊理论体系。②目前研究的范围已经从单纯的寸口脉诊扩展到与心脏同步进行研究上。③脉象形成机理的基础研究已经脱离了中医诊断学所能覆盖的范围。④脉的信息对人类生存指导意义的扩大化。近年来经过脉象功能的细化发现，脉象信息除对疾病的诊断价值之外，还能对人们体质类型、个性心理类型、既往生活经历和遗传因素等一系列内容给出解答。因此，依靠脉象信息的判断，可以对人们的健康保健、日常生活行为、工作适度、人际关系、婚姻等社会问题给予指导性的建议，所有这些已经超出了中医诊断学甚至医学的范畴。总之，随着脉搏信息研究的逐步深入，能够探索到的领域和发挥出的作用已经超出了医学理论体系，必将发展成为一个独立的学科。

2.2　中医脉学历史源流

脉诊，即通过诊"脉"之变化（脉诊），以探测疾病情况的诊察手段，是中医学四诊的重要组成部分之一，是辨证的依据，立法的准则。故《灵枢·经脉》云："经脉者，所以决生死，处百病，调虚实，不可不通。"强调了诊脉在临床上所具有的诊断、治疗疾病的重要价值，非通其精微，不足以致用。经过了数千年的时间和应用，脉诊已经形成了较完整的理论体系，但是仍然需要在实践中不断地加以完善和发展。利用脉象的变化，可对疾病进行早期预测、病因病机判断，以及现代疾病的感知。

历代的脉学专著极多，仅现存的就有280余种，从马王堆汉墓出土的帛书《脉法》、《阴阳脉死候》、西晋王叔和的《脉经》、六朝高阳生的《王叔和脉诀》、南宋崔嘉彦的《崔氏脉诀》、元代滑寿的《诊家枢要》、明代李时珍的《濒湖脉学》、吴昆的《脉语》、李中梓的《诊家正眼》、王绍基的《医灯续焰》、清代李延罡的《脉诀汇辨》、张璐的《诊宗三昧》、周学霆的《三指禅》、周学海的《脉义简摩》、民国时期张山雷的《脉学正义》等等，充分反映了我国医学重视脉诊的特色。

综合性医著中在诊脉方面也有大量的记载，如《鸡峰普济方》中载有肥、瘦、虚、实体质的脉象，《医说》载有庞

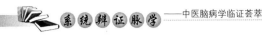

安常脉法，《邵氏闻见录》载有"鱼游虾戏"之脉，《世医得效方》载有"十怪脉"，朱肱《南阳活人书》载有"素问候诊之法"等，宋代陈言《三因方》以人迎气口辨内因外因，金元时代随着医学流派的形成，刘、张、李、朱四大医家紧密联系临床实践，充实发展了脉证结合的内容，明代张介宾在《景岳全书》中设有"脉神章"专论等均体现出脉诊在四诊中的重要地位。

经过古代医家几千年的探索和摸索，已经形成了从理论到实践的脉象体系。从《内经》三部九候论；《难经》最早提出"独取寸口"；《伤寒杂病论》中张仲景将脉分阴阳，创立脉证合参的辨证体系；《脉经》广采晋以前有关脉学的文献，首次从理论到临床对中医脉学作了全面系统的总结；经历了王叔和《脉经》的二十四病脉、崔嘉彦《崔氏脉诀》的二十七种常见病脉体象、李时珍《濒湖脉学》的二十七脉象、李中梓《诊家正眼》的二十八脉、及张璐《诊宗三昧》的三十二脉，直到晚清医家周学海提出脉象的基本四元素：位、数、形、势，指出了脉象实质是此四元素的不同属性和不同层级的组合，还原脉象千变万化的本来面目。

除上述医史正经中记载并广为流传下来的脉象体系外，还有一些脉象体系不为人所熟知，如用以判断性格、气质、素养、品位、富贵贫贱、祸福寿夭的太素脉，散遗于民间的"浙江·丝线脉学"、"昆仑·天元脉学"，在传承古脉学上结合几近失传的"手检图廿一部"，由数百年来的临床经验发展出了"全息律脉法"和"九宫脉法"，于传统中医脉象中又加入了脉中脉，丝线脉的运用，形成丰富又奇特的一种诊法。

2.3　中医脉学的发展与现代研究现状

20 世纪西学东渐之后，由于受到现代医学逐步完善丰富的理化诊断方法的冲击，使得脉象研究和临床脉诊水平总体处于下降状态。然而，国内的一批脉象研究的有识之士仍在继承和发扬传统中医优势上坚持不懈地努力钻研。

2.3.1　脉象理论继承整理

天津赵恩俭老先生集其数十年的研究整理，著成《中医脉诊学》，全面总结了古今脉法，并进行分类、整理研究，堪称脉学研究的当代典范，其预言脉诊很可能是发展中医的一个突破口，他认为脉诊学"言中有物"，是摸得到看得着的东西，不会受到某些限制而偏离了中医的概念。

2.3.2　传统脉学教学和客观化

上海中医药大学费兆馥教授，长期从事教学、中医脉诊客观化及脉象机理研究，运用实验研究和临床研究的方法对传统医学的诊断方法进行科学研究，研制出脉象信息采集的多种换能器，脉象信息自动判别的智能化脉象仪等；通过实验研究和临床观察，建立符合中医脉诊的脉图指标，并对脉图形成原理，脉图判别方法，正常人脉图的常规变化，常见脉图的生理病理意义以及常见疾病的脉图变化等方面进行了研究；研制出能逼真地复制脉象和脉图的脉象模型手。北京中医药大学的牛欣教授在中医脉诊的数字化、可视化研究方面取得了可喜成绩，在该领域做出了卓越的贡献。湖南中医

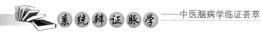

学院的朱文锋教授长期深入地开展中医标准化、病证规范化研究。脉象研究不仅在基础和临床中展开深入探讨，从19世纪起就有人开始了脉诊仪的研制。从1860年最初的弹簧杠杆式脉搏描记器问世以来，随着机械及电子技术的发展，国内外在研制中医脉象仪方面进展很快。脉诊仪的传感器的类型可分为压电晶片式、电磁式、炭粒式、电动切脉器式、应变电阻式、半导体硅片式、陶瓷型压力传感器、液态换能器式、超声波式、光电管容积传感器等等。脉象探头式样也很多，有单部、三部、单点、多点、刚性接触式、软性接触式、气压式、硅杯式、液态汞、液态水、子母式等。由于脉象是在多维空间的复杂组合信息，目前还没有实现可替代传统把脉的仪器分析方法问世。

2.3.3　脉诊研究的新领域

（1）微观脉象研究：现代西医的疾病也可以通过脉诊特征体现出来，国内一些有志之士进行了不同方法的探索，在脉诊微观化方面做出了前所未有的贡献，给中医脉象研究带来了新的生机和活力。安徽周华青在总结古代脉学的基础上，经过大胆探索，深入实践研究，经过几十年的专业和业余临床摸索，发现了140多种与西医疾病相对应的脉象。并经过X光、超声波、心电图、化验等反复验证，临床相符率较高。这种新脉学的发现是对古代脉学的发展和现代完善，周华青命名为"图像诊脉法"。该诊脉法的优点主要是脉象的形象化，脉位的具体化，所以病性、病位和病势容易确定，便于治疗，著有《图像诊脉法》一书。山东金伟先生是国内最先研究和报道微观脉诊的。金伟先生在近30年的临床工作中，经过不断地实践、总结，形成了独特的脉诊经验，并结合现代血液流变学、信息学和数学创立的一种诊脉方法，有别于中医传统脉诊。"金氏脉学"将每次脉搏跳动确定了 A_1、A_2、A_3、B_1、B_2、B_3、C_1、C_2 八个动点，而每个动点又可分为前、后两个点位。同时进行上下分层，区分为浅层脉动、中层脉动、深层脉动和底层脉动，其中的浅层、中层、深层脉动又分为浅层面和深层面两个层面，底层因为贴近桡骨，不易区分浅深层面。脉搏上的动组和动点是脉搏本身固有的，某个脏器发生病理改变时，脉搏上对应该脏器的动点会发生性状变异。"金氏脉学"所发现脉象的病理信息是直接与西医的疾病相对应的，是脉象所表现出的全息生物现象。金伟先生已经出版专著4部，通过自己的临床实践，金先生获得了较高的社会声望，并且获得过国家颁发的多种奖励和荣誉，多次应邀出国和在国内进行学术讲座。安徽许跃远先生经过长期临床体会，结合现代解剖学的理论，首次提出寸口脉的神经学与血液供应分属方法，提出摸"脉人"的脉学境界。发现具有针对西医疾病有诊断价值的脉象特征，如"脉晕"、"边脉"、"浊脉"和"风脉"等，著成《中华脉神》一书。云南黄传贵先生继承发展祖传的"黄氏圈论"对人体生理病理的理论认识，"内外合一生脉，脉乃三者合一，含心跳八股、血路十状、血水五态"，具体由心力强弱均，心率快慢匀，心律齐缺组合成的心脉脉象二十一步；由血液的多、少、稀、浓、平五态组成的血液脉象

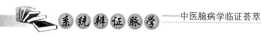

八步；由脉力强弱、空腔大小、脉壁厚薄的因素构成血管形状的硬、软、粗、细、空、实、紧、松、长、短及位置的上、中、下组成的血管脉象七十步，三组要素组合成脉象一千四百二十二步脉象。就个体的某个时期或某个病理状态而言，却只可以用其中的几步脉象，只要把所得到的各种脉象进行分析，便能从脉诊中判断个体生命的和存、离杀、相称、转归的现状，为诊断提供依据。所著《黄氏圈论》记载了该脉法。

（2）中医心理脉象：北京寿小云先生将脉诊引入医学心理学的研究范畴，认为脉搏的谐振波可以反映人类的心理活动，描绘了各种心理的脉象特征，开心理脉象研究之先河，代表著作是《寿氏心理脉学与临床》，为脉象信息多源化作了新的尝试。

（3）立足传统，继承发展：通过近年来的脉诊研究，我们对脉诊进行了系统总结。①归纳了脉诊的功能和应用范围。脉诊作为中医的一项诊断和辨证技术，已经应用了数千年，但是对脉象的具体功能和应用范围尚缺少系统的阐述。通过文献复习和临床探讨，总结出了脉诊在躯体疾病层面有判断人的体质类型、病因、病机、病位、西医疾病、患病人体疾病转归和正常健康人中西医疾病易患性的功能；心理疾病层面有判断人的个性类型、心理境遇、心理状态和正常人心理疾病易患性的功能。对脉诊参与整个中医诊疗过程，涉及应对急诊、护理等内容进行总结；对脉诊指导健康人群的个体化的合理养生模式进行了总结；对脉象指导人们参与各种社会劳动的适应性进行了总结，扩大了脉诊的社会应用范围。②划分出脉诊的各种研究领域。古代的脉诊著作汗牛充栋，但是没有将脉诊给予领域的划分。通过研究综合古脉法、后世脉法和近年来脉学的发展成果，将脉诊划分出整体脉诊、局部脉诊和微观脉诊；提出了病因脉诊、病机脉诊、病位脉诊和预测脉诊等不同的研究领域，使得今后的研究者能够按照自身的特点和兴趣进行深入的探索，同时也为脉学研究体系的深化发展打下基础。③总结出脉象的整体特征要素。整体观是中医的核心理论基础之一，整体脉象在汉代以前虽然有大量的记载，但内容散乱。我们根据搜集整理古代脉学文献加以临床探索，系统整理出二十对整体脉诊特征要素，使得用脉诊整体把握人体的气血、阴阳的寒热、虚实及运行趋势更加贴切和准确，对指导临床治疗疾病的个体化基础用药具有非常重要的意义。④探讨出心理脉象和治疗的对应关系。受寿小云先生的启蒙，开展了心理脉象的研究，发现通过脉象可以发现其早期形成的心理特征特点，对判断和应对以后的心理问题的发生具有显著的意义。如早期心理形成时缺少关爱，则容易形成成人后的担心害怕等一些焦虑性神经症，通过脉诊及时地指出所患病症的根结并加以心理辅导，就能够很快帮助脱离困扰的阴影；对于患者常见的心理紊乱，依据脉象特征，从中医学角度总结出了五种状态，并通过临床实践探索出了与这五种状态相对应的系列治疗方药。以失眠症为切入点进行了心理紊乱状态的系列研究，已经发表相关学术论文 20 余篇，申报成果科研课题 9 项，在

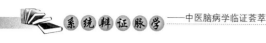

中国睡眠研究领域形成了一定的影响。

总之，中医始终重视脉学在身心健康和疾病发生发展防治和预后中的作用，在当今社会压力增大，心理疾病日益增多的情况下，要求有关脉学病证的理论和诊治方法从所在学科中分离出来，成为一门独立的学科。

3. 中医脉学学科建设任务和方法

中医脉学学科建设的目标首先是实现理论体系的系统整理和创新，最终服务于临床和教学，并在临床实践、教与学中进一步丰富和完善理论，与此同时构建脉学客观化的研究体系，促进脉学的发展。

3.1 中医脉学学科建设的任务

3.1.1 构建新的脉学理论体系

纵观中医脉学发展史可以发现，脉象诊断经历了遍身诊法到独取寸口的过渡，也经历了古代脉法和后世脉法的发展。后世脉法是在王叔和的二十四脉法基础上发展直至二十八脉，只是内容的增加，没有脱离王氏脉诊的规范，虽然有一些发展但是一直没有大的突破。到了清代一些脉学研究者虽然没有明确提出对二十八脉的反对意见，但是从其著述中可以发现不满。如周学海就提出："盖求明脉理者，须将位、数、形、势讲得真切，便于百脉无所不赅，不必立二十八脉之名可也"。龙之章更是发现了二十八脉之外的一些脉象特征，著成《蠢子医》一书。新中国成立后安徽周华青、山东金伟、安徽许跃远等人结合现代西医疾病，各自发现与之相对应的一些脉象特征，出版了相关的著作；云南的黄传贵继承发扬了家传独立传统脉象之外的脉法；北京的寿小云发现了与人类的心理相对应的脉象特征，发表相关文章和出版了著作。所有这些说明后世脉法具有一定的不完备性，应该在继承的基础上给予发展补充，形成新的脉学体系。

新的脉学体系应该具备以下特点：①高度融合古今各家脉诊的研究内容。充分体现出人手指的各种感觉功能，包括触觉、温度觉、运动觉、位置觉、振动觉、形体觉和细腻、压力、张力感觉等。内容从寸口脉象的整体到局部再到微观，涵盖所有的目前所发现的脉象特征，包括血流、血液黏稠度、血管壁到血管周围组织所发生的一切现象。②脉象特征的描述尽量应用现代物理学语言。定义脉诊特征尽量用物理量进行描述，这样不但能够更好地进行学术交流，更能够为将来的脉诊客观化研究打下基础。③具有多重功效。新的脉学体系要具备指导中医辨证、指导西医诊断、体质心理的判断、心理躯体疾病的预测、指导个体的社会活动等功能。

3.1.2 培养脉学研究人才

一个学科的建设其根本是人才的培养，现在的脉象研究已经呈现出严重两极分化的局面，毋庸讳言，由于受到西医的现代物理化学检查的冲击，目前中医的从业队伍中脉诊水平呈普遍下降状态；而另一方面一些有志之士则在脉象的发展方面有所突破。因此建立一支不同层次的脉学研究队伍实属必要。通过进行严格的系统教育，提高从业和教学人员的普遍脉诊技能，使之达到能够应用脉诊应对常见辨证论治的

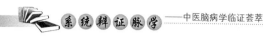

水平；建立专业高层次脉学研究人才队伍，具有精于脉象诊断，在脉学的各种不同分支方向上具备独特的才能，并能引领脉象分支方向的客观化研究；逐步培养高尖复合型人才，既具备高水平的脉诊技能，又具备现代信息学、心理学、数学、流行病学调查及信息网络等多方面知识，能够设计多方面的脉学科研设计。

3.1.3 实现脉象研究客观化

脉学研究的目标之一就是实现脉象研究的客观化，要实现这个目标就要：①应用科学的方法对相应信息进行分类提取和系统分析，探讨脉学理论的科学内涵及脉学应用的重要价值。②借助现代数字信号及图像技术，开展以部分疾病为代表的，如高血压病、糖尿病、心理脉象等脉搏信息进行多点信号及脉搏图像采集，并通过进行相关分析研究，探讨相关疾病所包含的脉象特征及其人体心理的特征信息，为脉诊诊治提供客观依据的同时，更有助于破译中医脉理科学性。

3.2 构建脉学学科的方法

3.2.1 文献总结

我们需要整理古代的脉诊文献，概括出其理论内容全貌。立足传统脉学理论，从古今脉学文献入手，通过进行深入细致的考证、研究，认真总结传统脉法各种脉象的组成要素；依据病因、病机、病位和脉药相应进行脉象特征分类，充分利用计算机网络技术构建脉学文献数据库。

3.2.2 流派发展调研

历史的发展形成了许多的脉象诊断体系，它们独立于传统二十八脉之外，只是在小的范围内进行着传承和使用，而且近年来对应于现代西医的疾病又出现了许多的微观脉诊，至今没有进行全国范围内的调研梳理。对国内现行的传统脉法规范之外的，古代流传至今和近年来新发现的各种脉诊流派的技法和所关注的脉象特征进行调查，掌握国内脉诊源流的全貌并总结其规律和特点，提取其脉诊方法特点和脉象特征，发展补充传统脉学无疑意义重大。

3.2.3 整合提高

在充分掌握脉象所反映出的机体各种状态的征象前提下，遵循中医传统理论对所有的脉象特征进行整合，构建出新的脉学应用和理论体系，依据脉象具备的社会和医疗诊断等功能，逐步形成具有明显特点的脉学学科分支研究方向，深入探讨脉学哲学理论基础，着力打造中医脉学文化。

3.2.4 建立脉学研究数据库

在重新构建脉学理论的基础上，制定临床脉学检查程序和特征记述，利用客观化的脉学技术对个体的脉学特征进行记录，利用流行病学的调查方法，调查我国健康国民的脉象特征，建立脉学临床数据库。

3.2.5 建立研究基地

汇集中医、信息学、数学等各方面的脉象研究人员，着眼现代脉学发展，以全面获取脉象信息为基础，充分利用现代科学技术获取多维广博的脉象信息，并应用科学的方法对相应信息进行分类提取和系统分析，用客观手段再现中医脉诊的科学性和先进性，并探讨脉学理论的科学内涵及脉学应

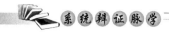

用的重要价值。

3.2.6 建立教学示范基地

以培养临床脉诊实用性人才为宗旨，制定相关的教材和教学规划，由脉学造诣较深的人员任教，逐一进行手把手教学，培养脉学领域各方面的人才。

4. 结语

脉学是中华民族文化的瑰宝，深入进行研究意义重大：①极大提高中医学的诊断准确率，从而提高中医临床疾病的防治效果；②促进中医学的发展，保持中医的医学特色并发扬光大；③脉学的发展将使人类更加了解自我，并在生活和工作中起到积极的指导作用。因此，医学界乃至整个社会都应给予高度的重视。

脉学与整体观思想

彭　伟[1]，王　鹏[2]

1 山东中医药大学附属医院，济南 250011；
2 山东章丘市第二人民医院，济南 250200

摘　要：从整体观思想与中医脉象关系出发，阐述脉象的哲学基础以及脉学与整体观思想、系统论的联系，提出在中医脉学中应重视整体观的应用。

关键词：脉象；整体观；中医；系统

中医诊治疾病的过程常常具有哲学和方法论意义，中医师从望、闻、问、切四诊中得到病人的信息，尤其是通过摸脉的形式探知人的生理病理状况，然后结合医生自身的临床经验，最终形成诊治方案，开具处方，这一过程被视作是系统科学模糊控制的典范和黑箱理论的应用代表。

中医学理论体系形成于先秦春秋战国时期，受到中国古典哲学朴素唯物主义和辩证法思想的深刻影响，中医学对于事物的观察分析使用"天人一体，物我同观"、"有诸内必

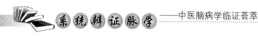

形诸外"的整体性观察方法，力求不打开、不破坏事物，通过取象比类，分析外在现象来探求其内在机理，这正是整体观念的魅力所在。中国古典哲学认为"形而上谓之道，形而下谓之器"。有形之物是无形之气机变化的结果，两者界限明确但在本源上却是一体的，俱是从"一"化生而来，本源就是整体的，整体统率局部，局部反映整体。中医学的整体观念包括人体本身整体性和人与自然、人与社会的整体性等诸多范畴。这是中国古代朴素唯物论和辩证法思想在中医学的体现。整体观贯穿于中医学的生理、病理、诊法及辨证治疗等各个方面。本文拟借鉴当今成熟论点，同时结合自己的观察就脉学与整体观思想的关系做一点简单的讨论。

1. 人自身整体性蕴涵着脉象的哲学基础

中医学认为人体具有统一性和完整性。人体是一个有机整体，构成人体的各个组成部分之间如气血、津液、五脏六腑、筋脉、经络等组织器官，在结构上不可分割，功能上相互协调，相互为用，病理变化上相互影响。中医学注重从人体的整体结构来诊断治疗疾病，在《内经》中强调人体内部各系统的联系，体现出成熟的整体观思想。中医的脉学作为一种诊断学，实际上就是局部与整体哲学关系的体现和应用。整体性是一个事物存在的特征和标志，整体与局部都是相对而言的。所谓整体，是指各个局部的统一性和完整性。整体观思想中局部与整体的关系包括：整体寓于局部；局部服从整体；局部体现整体等，而且整体性又是系统科学方法的首要原则。在中国古代的农业、军事、工程、医药、天文知识等方面整体观和系统论思想均有不同程度的体现，如《孙子兵法》中包含着丰富的系统思想，其对战争及其基本要素的分析，与当今系统理论中整体性、系统性完全一致。战国时代秦·李冰主持的都江堰工程，北宋丁渭重修皇宫的计划，明·永乐年间用"群炉汇流"技术铸造 40 多吨重的大钟等大型工程的成功实施，都贯穿着系统论、整体观思想。人们用阴阳五行、六爻等朴素观念探究宇宙万物的发生和发展，也是对整体、对系统的思考。对于整体观与医学，爱因斯坦曾经明确论述道：如果人体的某一部分出了毛病，那么，只有很好地了解整个复杂机体的人，才能医好他，在更复杂的情况下，只有这样的人才能正确地理解病因。征著我们的临床实践，会发现某些症状或体征不容易改变和消除，就是因为局部症状乃是机体整体状态上的一个环节，从属于、结构于某一整体之中，单独消除或彻底改变是不容易的。

人在进化过程中，感觉器官呈现出专门化的现象，这使得人通过感觉器官得到的信息都是某种局部特性，是不完整的，如眼睛只接受一定波长范围内的电磁波，而对气味刺激不敏感等。以触觉为主导的脉象自然不能除外，所以想要搞好脉象，必须将脉象研究当作一项系统工程，从整体上把握脉象，故而整体观之于中医脉学研究的指导意义是非凡的，它提示我们：脉象中反映的生命信息是整体性的、全息的。人体过去的经历已经发生并沉积在脉象中，表现出种种的形

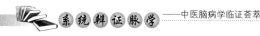

态学改变和脉气的错杂；人体当前的状态已经表达在脉象中；未来的趋向也呈现在脉象中。脉象应该是时间和空间的结合。齐向华教授经常强调脉象不仅要摸形而下的"形"、"质"，更要注重摸形而上的"脉气"和"脉势"。有时需要采用"整体"、"混沌"的方法摸脉，因为只有树立起整体观念，才会充分挖掘出脉象包含的各种信息，才能看到各种脉学流派和方法，即使千变万化各有所长，但殊途同归，只是侧重的脉象信息不同而已。

2. 人与自然是一个整体

人是自然界的产物，人类的生存要受到自然界的影响和制约，人不能违背自然规律，但可以在顺应自然规律的前提下，能动地适应自然和改造自然，以维持机体的正常生理活动，这就形成了人和自然环境的统一整体。

传统脉象认为人体脉象顺应四季发生变化，四时五脏各有平脉和病脉，春弦夏洪秋毛冬石之说，这在《内经》早有记载。地理环境的差异也导致人的脉象各有特征，如《脉贯》说："东极之地，四时皆春，其气宣和，民脉多缓。南极之地，四时皆夏，其气炎蒸，民脉多软。西极之地，四时皆秋，其气清肃，其脉多劲。北极之地，四时皆冬，其气凛冽，民脉多石。"外界晨昏昼夜季节的变化，无不对人体脉象产生影响。许多"猫冬"的人，即使处于相对封闭的环境中仍不能够躲避外感病的侵袭，有些住院病人随节气的变化莫名其妙地出现病情波动，说明人天一体，在自然界大环境的变量振动之下，人的小系统遥相呼应，是相对脆弱的，不稳定的。

笔者对人与自然整体观的理解来自治疗外感疾病的临床实践。中医学对待外邪、治疗外感病的方略闪耀着整体观思想的光辉。2009年冬，全国甲流形势严峻，在治疗了一个冬天的咳喘之后，笔者始终没有在脉象方面形成一个明确的思路来概括自己的治疗方法。12月份笔者参加了山东中医药学会脉学研究会和中华脉诊网举办的脉学研究沙龙，主题便是讨论外感病脉象。期间听到齐向华教授讲述脉象"能浮"的概念，以"能浮"的脉势来描述外感病的脉象，一下打开了思路。他说外感病脉象应当是"能浮"，脉象的意势是外越的，而不单纯是脉位的浮浅，说明此时人体的气机由于外来邪气的影响，是向外的，由此觉悟到内与外，表与里的辩证关系。这里阐述的实际上是人体小环境与自然界大环境的接口，人天一体，人天互动问题。

举例说明，春节前接诊了一个咳喘病人，患者老年女性，64岁，咳喘病史1个月。西医诊断：间质性肺炎。胸片上肺纹理杂乱模糊，交织成网状，中下肺遍布点状高密度影。多方辗转治疗，效果不良，病人思想负担很重。症状是咳嗽，痰少，胸闷，动则憋喘，平卧胸闷加重。脉象悠缓有力，脉势能浮，气机外冲外顶。中医辨证外感邪气，病邪欲出，肺气瘀滞失降。治则开肺气，利胸膈，调畅气机为主。仿小青龙意加味枳壳12 g。前后六剂，咳喘、胸闷减轻。治疗十余日自感咳嗽痰多的症状消失，活动后已不胸闷气短。

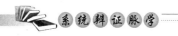

复查胸片，肺纹理杂乱改善，点状高密度影明显减少，肺野清亮。

3. 人与社会是一个整体

严格来讲，当今大部分人并非生活在纯天然的环境中。人虽然是自然产物，但同时更是一种社会动物，人与动物的区别是人具有社会属性，应该说人其实生活在人化的自然中。现在的自然界一部分已经人化，产生出历史文化、道德理念、社会性情感和许多人造新事物。人类在社会生活的交往中有行为标准的约束，并伴随出现种种好恶的情感。近些年来由于社会环境的稳定，物质生活的丰富，人的疾病谱也在发生改变。卫生部 1999 年公布的部分城市前十位疾病死亡率及死亡原因构成，多致病原因的恶性肿瘤、脑血管疾病和心脏病排列在前三位。现代疾病观强调疾病的多元性和身心交互作用，1977 年 Engel GL 在《科学》杂志发表文章提出生物—心理—社会三轴系统医学模式，要求医学把人看成是一个多层次的、完整的连续体，在健康和疾病问题上，要同时考虑生物的、心理和行为的以及社会的各种因素的综合作用。

人作为一个整体要对包括社会环境、自然环境和个体的内环境随时做出适应性调整，以保持健康水平。在这种适应性调整过程中，人不能总是被动的，而是可以通过认识和行为的操作做出一些主动的适应性努力，而一旦调整不到位或不及时往往会导致身心疾病的产生，如冠心病、原发性高血压、肿瘤、糖尿病、支气管哮喘、睡眠障碍等。人由于自性的偏狭、文化知识的欠缺等因素导致在相对稳定富足的社会生活中，许多人并未呈现出恬淡安逸的状态，反而表现为焦虑、应激、不良心境、心理压力等持续心理紊乱状态。我们经常能够在脉象中诊断出人的心理、情绪、生理的失调成分，如在临床上常常会摸到有些人智商、情商不高，脉象表现单纯而枯燥，心灵呈现荒漠化，这样的人往往缺乏义务感、责任感，生活经验欠缺，如此在社会生活中很难做出优异的成绩。

当今社会强调个性释放，缺乏对自己的必要约束，个人欲望无限度扩张，对社会对他人的期望值太高，《列子·天瑞》对这种状况形容为"血气飘溢，欲虑充起"，导致的后果是"物所攻焉，德故衰焉"。在努力追求外在物质的时候，丧失了天性品德，于是表现出思虑过度的脉象，脉气在外而难收。

根据临床所见心理紊乱状态种类不同，齐向华教授概括出五态人模式，即烦躁焦虑、惊悸不安、郁闷不舒、思虑过度、精神萎靡五种心理状态。以心理脉象为主要线索，从中医心理状态研究角度论述了人与社会的相互适应性对人体健康的影响。

综上所述，整体观念在中医脉学、治疗学中有很好的体现。中医学在阐释人体生理功能和病理变化以及对临证诊断治疗之中，始终贯穿着人、自然、社会是一个有机整体的基本观念。

中医脉象微观化发展管见

齐向华

山东中医药大学附属医院，济南 250011

摘　要：本文通过对传统脉学的研究及传统脉学与金氏脉学的比较得出吸取全息脉学之长，发展中医脉学微观化的结论。

关键词：脉诊；脉象微观化；金氏脉学；传统脉学

脉诊历史悠久，内容丰富，是我国中医学中最具特色的一种诊断方法，是中医学诊疗疾病过程的标识，是中医"整体观念"、"辨证论治"基本精神的体现和应用，亦是中医理论体系不可缺少的组成部分。独取寸口通过切寸口脉而了解人体全身阴阳气血之盛衰，五脏六腑之病变。由于其简便易行，而受到历代医家的推崇，最终替代全身遍诊法而成为临床上运用最广的脉诊方法。可以这样认为，脉诊的发展和形成是中医学诊断技术发展成熟的重要标志之一，加强脉诊研究也是今后促进中医学发展的重要途径之一。

1. 传统脉诊方法是脉搏整体和局部感受的结合

从《内经》时代开始就建立了寸口脉象诊断模式，是桡动脉整体与局部脉诊的结合，医者既要感受左右寸口浮、中、沉取的整体脉动，又要对脉象各部的微、甚、兼、独动态特点进行体察，只有这样才算完成一次完整的脉诊过程。迨至清代周学海等人将脉诊所要感触的范围进行了拓展，即在脉搏跳动的一瞬间，不但要感知脉搏的跳动形态，脉在寸口所处的空间位置，而且还要感知脉搏与周围组织的关系，脉搏内部的变化特征等。至此，脉象的诊触范围得到全面确定。

整体脉诊是指整体脉搏跳动的形象特征、空间位置及脉搏与周围组织的关系。粗略分类，滑涩、大小、细洪为形态特征，迟数、结代是频率、节律特征；浮、沉是空间特征，这些在脉学著作中介绍较多，此不赘述。传统脉学中还有许多关于整体脉象特征的记述，如脉搏在寸口部位所处的上、下、内、外的位置所体现出的病理意义，《素问·脉要精微论》曰："推而外之，内而不外，有心腹积也；推而内之，外而不内，身有热也。"周学海在《脉简补义·脉有内曲外曲》中进行了进一步的解释，"所谓外者，脉外近臂前廉，手阳明大肠脉之部也；所谓内者，脉内近大筋，手厥阴心包脉之部也。是脉形之弓曲，或外羸，或内胭也。寒结之，则脉形内曲，热鼓之，则脉形外曲。"可见，脉搏的偏于尺侧和桡侧分别代表了寒、热邪气积于体内的病机。脉搏跳动时

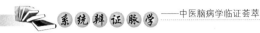

脉搏与周围组织的联系关系，也说明了某种病理情况。《脉简补义》说："人之脉，隐于肌肉之内，不但下至尺，深至筋骨，亦必按之中间与肌肉相连一片，如是，则气血交纽，荣卫未离，谓之有气。有气便是有根。尝见阴亏之辈，以及年高之人，其脉若独然一条扛起，似与肌肉不相连络，阴与阳分，是无气也。"桡动脉的"扛"然指下，其搏动没有形成对周围组织的震动是元气大亏的表现。反之，若脉搏的跳动对周围组织形成震动太大，感受不出脉搏跳动时与周围组织界限，形成模糊一片跳动，则是湿热酝酿体内的结果，王孟英称此脉象特征为"模糊"。脉搏之外随着跳动出现线、晕则表明肌表感受外邪侵袭，气血不通，《脉简补义》："凡风寒湿寒从上从表受者，其脉之浮分，必有一层皮壳，指下微硬，两旁有边成线，起伏不大，应指微有力；略按则皮壳不见矣，其脉即渐窄，反不及上面之宽矣，却又两旁无边，散漫不能成线；再重按则不见脉矣。此外感寒轻，而内虚无邪者也。"今人寿小云氏对中医的心理脉学研究精深，他认为人体心理脉象的组成结构可以分为四类：脉搏主波的谐波成分；血管壁和血管周围组织对脉搏频率共振或衰减后产生的谐波成分；血管壁和血管周围组织受脉搏冲击后依自身固有频率产生的谐波成分；周围组织固有频率产生的振动谐波成分，这些成分对心理脉象的形成均有贡献。

局部脉诊是在寸口脉整体感触的基础上，对寸、关、尺各部进行感触，探询其各部所体现的异常表现。出土的《五十二病方》中就以虚、实、静、动等对偶概念，对寸、关、尺单个部位异常现象的主病给予了记述。自从脉诊应用于临床以来，就十分注重寸、关、尺各部不同的所主，《脉经》中有大量单部出现异常所主病证的记载。后世医家对此做了大量的工作，《诊家枢要》总结说："其或一部之内，独大、独小、偏迟、偏疾、左右、强弱之相反，四时、男女之相背，皆病脉也。"周学海明确提出了"单诊总按不同"，"脉有单诊、总按不同者，或单诊强总按弱也，或单诊弱总按强也，或单诊细总按大也，或单诊大总按细也。"历代医家的脉象研究都集中在该方向上，有大量的文献可查。

2. "金氏脉学"与传统脉学的异同

笔者所从事的专业是神经内科，临床接触的患者相当一部分患有各种失语，甚至是昏迷，不能主要依靠问诊来获得临床辨证资料；与此相反的是一些失眠、抑郁焦虑的患者往往存在夸大病情和把自己的身体说得一无是处，到处都有不适症状，以至于使得辨证的依据莫衷一是。因此笔者从患者的客观征象寻找辨证依据，自然而然的对脉象发生兴趣，并且坚持研究十余年。正当思考对中医脉诊的微观化如何进行深入研究，从何处着手的时候，发现了《金氏脉学》中的方法值得借鉴，因此造访了该书的作者金伟先生。在向金伟先生学习的过程中，虽然只了解了皮毛的东西，但是发现借鉴金伟先生的脉诊的点位对中医脉诊的发展大有帮助，这将是发展中医脉诊微观化的重要途径。

"金氏脉学"是金伟先生在近 30 年的临床工作中，经过

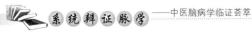

不断地实践、总结，形成独特的脉诊经验，并结合了现代的血液流变学、信息学和数学创立的一种诊脉方法，有别于中医传统脉诊。"金氏脉学"所发现脉象的病理信息是直接与西医的疾病相对应的，是脉象所表现出的全息生物现象。

依照笔者粗浅的认识，传统脉诊与金氏脉学在感触部位（对象）和方法上存在以下的区别：

（1）传统脉诊是采用寸、关、尺三部定位法。以掌后高骨（桡骨茎突）为界点，其前者为寸，后者为尺，正当高骨处为关。将每一部位与机体的特定部位和脏腑相对应；而金氏脉学则是根据脉搏的起伏和强弱变化，将整体的脉动分为了 A、B、C 三个动组，脉搏的起始段为 A 组，脉搏由弱变强；脉搏的回落段为 B 组，脉搏由强变弱；脉搏间歇段为 C 组，脉管由硬变软。事实上，传统脉学是对腕横纹以上的前臂尤其是寸口部位进行广泛感触，即不但要感触脉搏的跳动，而且还要感触脉搏周围软组织及脉搏与软组织的关系，关于这一点目前的中医诊断教学很少涉及，以至于学者认为摸脉只是摸脉搏的跳动。因此，传统脉学感触的范围上较之金氏脉学要广；金氏脉学将 A、B、C 三个动组进一步依照时间延续，分为 A_1、A_2、A_3、B_1、B_2、B_3、C_1、C_2 八个动点，一个动点又分成前后点位，可见金氏脉学在感触脉搏搏动较之传统脉学要细致。

（2）传统脉学采用浮、中、沉三层的候脉方法，其定层位的依据主要是诊脉者手指的压力。《难经·五难》论述诊脉的轻重指法问题："脉有轻重，何谓也？然，初持脉，如三菽之重，与皮毛相得者，肺部也。如六菽之重，与血脉相得者，心部也。如九菽之重，与肌肉相得者，脾部也。如十二菽之重，与筋平者，肝部也。按之至骨，举指来疾者，肾部也。故曰轻重也。"后世医家一直沿用这种手指压力为统一标准，区分脉的深浅不同层次，感触这些部位的脉象变化，诊查桡动脉空间位置变化和在这些层面的脉搏体现的特点；金氏脉学的分层主要是根据脉搏血流的流量程度，将脉动分为4层，即浅层、中层、深层和底层，其中浅、中、深层又分成浅深两个层面。基于这种以脉搏血流特定为分层标准的分层方法，金氏应用了随测法，即以三指的指腹取定脉位，并按照脉动的起搏和回落减（减压法）加（加压法）指力，指力的变化速度与脉动的起搏回落相一致，始终保持着指腹的感触面位于所要探测的层面，扩大了信息的采集量，因此金氏脉学对脉搏搏动本身信息的采集更细致。对于两种脉法比较可以看出，传统脉法是以寸口部位为脉诊的感觉主体，而金氏脉学是以脉搏的跳动为感觉主体，对动脉的感觉也更为细致。

相似的内容：

（1）从桡动脉起落过程中搜寻各种疾病迹象："金氏脉学"将整体的脉动分为了 A、B、C 三个动组，脉搏的起始段为 A 组，脉搏由弱变强；脉搏的回落段为 B 组，脉搏由强变弱；A、B 动组所表现出的力度、波幅及迟速的变化均代表了不同的疾病状态。周学海则在《脉简补义·脉有头本》中说："《内经》曰：脉之动也，阳气前至，阴气后至。……盖脉之

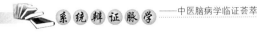
来也，自筋骨之分而上于皮肤之际，乍击于指，引阳气之前至也，谓之头；既应于指，而脉尚未去，横度指下，此阴气之后至也，谓之本；有来之初势有力，而旋即衰弱，不见脉气之横趋者，此头大本小也；有来之初势不甚有力，而旋见脉气涌涌续上者，此头小本大也。《脉如》曰：动前脉盛，气有余；动前脉衰，气不足；应后脉盛，血有余；应后脉衰，血不足。"用周氏的脉学观点对金氏的脉点的特征进行重新认识，就会获得既有西医定病又有中医定性的结论。

（2）从诊脉的某一个时段内发现病理特征的脉动：金氏脉学认为脉诊利用脉形诊断疾病，是一种概然性诊断，因此是根据随机事件大量发生的规律性判定机体生命状态的，对于疾病具有决定性诊断意义的是脉象特征离散系数和特征密度。而在传统脉诊中，虽然没有明确提出这两种概念，但是却具有相似的内容。《难经·十一难》论述脉不满五十动而一止一脏无气的问题，内容是重复《灵枢·根结篇》的观点和方法，"经言脉不满五十动而一止，一脏无气者，何脏也？然；人吸者随阴入，呼者因阳出。今吸不能至肾，至肝而还，故知一脏无气者。肾气先尽也。"王燕昌对于伏匿于体内的宿疾，脉象时有显现进行描述："伏匿老疾，亦有见脉者，但于无新病时，每部候至百至，必见脉象，或见一二息，或见数息，或见于一部，或见于数部，过时又隐矣。其见有一定部位，故可知疾伏于此处而究无一定至数也。……此其大略，可于百至内诊得之。若此病将发已发，则此脉不待百至，而已数见矣。有是脉必有是证，有是证必有是脉。"

（3）特定脉象特征的相应性：冲搏、滑搏和涩搏是金氏脉学中的三种主要脉应，其中的冲搏是人体内具有占位性病变的特征脉应。在传统脉学中称之为"结"。《王氏医存》有这样论述："人有病沉滞久积聚，可切脉而知之耶？然。诊病在右胁有积气，得肺脉结，脉结甚则积甚，结微则积微。诊不得肺脉，而右胁有积气者，何也？然肺脉虽不见，右手脉沉伏也。其外痼疾同法耶？将异也？然左右表里，法皆如此。假令脉结伏者，内无积聚；脉浮结者，外无痼疾；有积聚，脉不结伏；有痼疾，脉不浮结，为脉不应病，病不应脉，是为死病也。《难经》结者，坚搏不舒，紧而来难，非必缓中一止也。"

可以这样认为，传统脉学与金氏脉学在诊断疾病方面各有优势，如果能够相互取长补短，积极融合，一定能够产生一种更切合临床实用的脉学。

3. 吸取全息脉学之长，发展中医脉学微观化

所谓微观脉诊是指较之三步脉诊更为微细的脉诊特征的诊察和判断方法。查阅古代文献没有发现关于微观脉诊的内容，但是笔者认为，通过对"金氏脉学"认真地学习研究并运用中医辨证观的方法加以认识，就能够形成中医脉诊的微观化。金氏脉学脉点与组织器官中某一确定脏器相对应、脉点特定的病理形态与该器官的病变有关的理论，相对于传统脉学其定位性更为准确。将其纳入中医的辨证理论体系实属

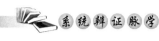

必要。

中医学独特地脉象诊断方法，其根本目的是服务于临床的辨证施治，为辨证施治提供客观指导依据，周学海说："张隐庵曰，或曰识脉其难乎？余曰，子但知识脉之难，而不知审脉之更难也。识脉者，如滑伯仁《诊家枢要》，浮，不沉也；沉，不浮也；迟，不及也；数，太过也。以对待之法识之，犹易分别于指下。审脉者，体会所见之脉何因，所主之病何证，以心印之，而后得也。讲脉须推求本原。"因此，中医通过诊脉能够判断出疾病的病因、病机和人体表现出的种种不适症状。金氏脉学脱胎于中医的脉诊，目前来看，离纳入到中医的辨证理论体系还有一段距离。金氏脉学发现了大量的以前传统脉诊所没有发现的疾病征象，这些脉象上的微观征象，是疾病时机体反映于外的客观现象，用中医揭示脉理的原则对其重新认识，是能够纳入到中医的脉学体系之中，形成一种崭新的中医微观辨证脉学，发展中医脉象研究。"阴阳者，数之可十，推之可百，数之可千，推之可万，万之大，不可胜数，然其要一也（《素问·阴阳离合论》）。"阴阳所代表的对立是无穷无尽、"不可胜数"的，人体如此，脉诊亦应如此。虽然古人对寸口脉作了寸、关、尺三分法，但对每一次的脉搏周期没有给予足够重视，因此也就没有发现脉动周期中所包含的病理迹象。"金氏脉学"的发现为进一步发展中医脉诊微观辨证指明了方向。

我们应当用中医传统脉象的认识方法，对金氏脉学位点的疾病特征进行重新认识。传统脉学早期采用的是一定脉形与疾病状态相对应的方法，如"浮主表病"、"沉主里病"等。迨至滑寿《诊家枢要》则提出："察脉须识上、下、来、去、至、止六字，不明此六字则阴阳虚实不明。"这种观点得到了后世脉诊造诣较深医家的赞同。《诊家直诀》说："故审脉者，凝神于指下，起、伏、去、来、头、末之势，而脉之真象无遁矣，即病之升、降、敛、散之真机，亦进露而无遁亦。"周学海对脉诊进行了深入的理论和临床研究，更加推崇滑氏的观点，其在《脉简补义》中说："盖求明脉理者，须将位、数、形、势四字讲的真切，便于百脉无所不赅，不必立二十八脉可也。"一般来说，前三者容易识别，而"势"则非脉诊高明者不能及。依照周氏的观点，只要对"金氏脉学"中发现的人体患病时脉点的不同性状，做出中医脉象"形""势"的分析，就能够成为中医辨证的依据。"金氏脉学"已经发现了 84 个脉点，在这些脉点上所表现出的病理脉象特征，直接对应于西医某个病种，如果能将其各种情形之下的形状特点，结合中医基础理论的阴阳、五行、脏腑、经络、卫气营血、外感六淫、七情内伤、饮食起居、先后天因素等分析辨别，对所反映出的病理信息特点给出符合中医理论范畴的规定，就可以提供具有辨证意义的信息。笔者虽然是一位乍入金氏脉学殿堂的初学者，但是通过对支气管炎 A_2 点致密软涩搏黏滞和软硬程度的感受，可以区分出患者的病机是湿热痰浊壅阻，还是湿痰阻肺；通过 A_1 和 A_3 点的波幅和流畅程度可以判断出患者心理压力、抑郁生气等心理紊乱状态。

综上所述，中医传统的脉象诊断方法，经历了几千年的应用，理论和诊断技巧已经相当的完备，但是由于种种的原因在脉诊的微观化方面发展不足，金氏脉学的发现为我们进一步开展脉象微观化研究开启了一个良好的开端。我们可以借助金氏脉学方法探求各个脉点的疾病特征，然后用传统脉象的分析方法和原则进行归纳，就能够发现大量对辨证论治有指导意义的征象，开启脉象研究新的领域。要想做到这一点，就必须尽可能多的掌握传统脉诊和金氏脉学的知识，并且能够在临床中反复地验证和总结，经过一番努力，最终才能够实现中医脉学的微观化，将脉象诊断这一传统方法继续发展下去。

脉学与中国古典哲学引言

王　鹏[1]，齐向华[2]，彭　伟[2]

1 山东省章丘市第二人民医院，济南 250200；
2 山东中医药大学附属医院，济南 250011

摘　要：拟讲述中医脉学与古典哲学的渊源，论述脉学的哲学原理和"太极"、"和"思想的关系。

关键词：脉学；古典哲学；阴阳；太极

脉象用得久了，静下心来的时候，不禁问自己：我们究竟在做什么？

依靠手指的触觉功能，运用人内心的感受、知觉，从附属于人体局部的一段动脉血管的搏动中精确把握人的形神，包括机体整体状况，内脏生理病理信息，精神状态等诸多信息。这样一门至微至妙的学问，远绍千年，传承至今仍然闪耀着迷人的光辉。我们认为脉象认识理论的产生，与中国古典哲学的世界观和方法论密切相关，简述如下：

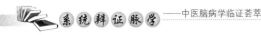

1. 脉学的哲学原理

脉学来源于中国古典哲学中的整体生命观思想，这种思想的核心内容是"天人相应"、"天人同构"。中国古典哲学认为天地万物虽纷繁复杂，追溯起源却是相同的。对此先秦之际的诸子百家及其以后的哲学家各自提出许多独特的概念和范畴，如老子认为万物皆源自"道"而化生："道生一，一生二，二生三，三生万物。"《易经·系辞上》认为，天地万物出自太极："易有太极，是生两仪，两仪生四象，四象生八卦。"《列子·天瑞》则认为天地万物出自"太易"："天地安从生？故曰，有太易，有太初，有太始，有太素。太易者，未见气也；太初者，气之始也；太始者，形之始也；太素者，质之始也。"董仲舒在《春秋繁露·王道》提到"元气和顺"。《汉书·律历志》说："太极元气，函三为一。"把元气看成是天地之本等。他们分别用不同的术语表述了"天地一源"的唯物主义世界观和事物矛盾运动、发展转化的辩证法思想，把宇宙的演化过程视为始于一，推于万的一系列生成、转化过程，把天地万物视为相互区别又相互联系的统一体。这种整体性的、有机性的与连续性的思维方式构成了中国哲学的特点，而这种广泛联系的有机整体特性是在微妙和机微中体现出来的。《淮南子》认为"机"（几）代表事物变化的"机微"，"机"是事物有和无之间变化的枢纽，是事物阴阳、动静变化的关节点，倡导"研机"的认识自然方式，要求从细微和微妙之处把握事物之间的联系、变化的态势，进而预测事物变化的结果，达到见微知著，见始知终，原终察始，以小知大，以及由远知近。《淮南子·精神训》说：夫天地运而相通，万物总而为一。能知一，则无一之不知也。《氾论训》说：唯圣人能见微以知明。……观小节可以知大体矣。《说山训》说：圣人从外知内，以见知隐也。由此可以看出古人对客观世界的研究奉行"至察在于精微"的原则，中国古典哲学是擅长"见微知著"的。

人产生于自然，人天是一个整体，天人相应，天人同构，这昭示着人本身是一个整体，是天地自然的一个缩影。《灵枢·阴阳系日月第四十一》认为："腰以上为天，腰以下为地……故足之十二经脉以应十二月……手之十指，以应十日。"《灵枢·邪客》认为："天员地方，人头员足方，以应之。天有日月，人有两目。地有九州，人有九窍。天有风雨，人有喜怒……"；《淮南子·精神训》从胚胎发育的角度论述了这个问题，认为："形体者，所禀于地也。……故曰一月而膏，二月而胅，三月而胎，四月而肌，五月而筋，六月而骨，七月而成，八月而动，九月而躁，十月而生。"人体各部的信息从胚胎开始就这样彼此交互包含着。人体构造精细而复杂，但它不是局部肢体和脏腑器官结构功能的简单叠加，而是由经络气血贯穿内外形成的一个有机整体。局部含有整体的完整信息，可以反映整体的状况。《素问·三部九候论篇》系统阐述了脉诊整体观，说天地之至数，始于一，终于九，合于人形。脉象分为天地人三部，部有三候，三而三之，合则为九野，九野为九藏。神藏五，形藏四，合

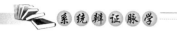

为九藏。上部天，两额之动脉，候头角之气；上部地，两颊之动脉，以候口齿之气；上部人，耳前之动脉，以候耳目之气；中部天，手太阴也，候肺；中部地，手阳明也；候胸中之气；中部人，手少阴也，以候心；下部天，足厥阴也，以候肝；下部地，足少阴也，以候肾；下部人，足太阴也，以候脾胃之气。从这种三部九候诊法中可以看出，微观的脉象里面包含着整个宏观机体的所有信息。古典哲学生命整体观渗透到当时的医学理论体系，导源出以《黄帝内经》为代表的中医学基础理论的框架，而"知一""见微知明""观小节知大体""从外知内""以现知隐"等局部反映整体的思想融入中医诊断学，以脉知人的方法就这样被发明出来，故而我们认为脉学就是哲学，是中国哲学及方法论指导下的知行合一的实践。这门学问论述人体微观与宏观、人体局部与整体、动与静、主观与客观、主体与客体的关系。中医脉学是古典哲学在生命研究领域的应用典范，体现出中国传统文化浓郁的人文关怀，追求的是一种自然之道与人道的贯通。

2. 脉中阴阳与太极状态

《内经》曰："微妙在脉，不可不察，察之有纪，从阴阳始。"阴阳概念之于古典哲学及中医学，其重要性是不言而喻的。《阴阳应象大论》："阴阳者，天地之道也，万物之纲纪，变化之父母，生杀之本始，神明之府也。"阴阳蕴含着形而上的宇宙之道与天人之际的大法则，自然也渗透到形而下的脉学研究领域，对中医诊断学的要求是：善诊者，察色按脉，先别阴阳。脉象中的阴阳不是抽象概念，而是可以切实体察到的实在。平人的脉象阴平阳秘，和合而牢固。病人脉象中的阴阳状况则出现错综复杂之状。

2.1 脉中的阴阳

脉象中的阴阳，中医典籍叙述很多，如《素问·阴阳别论》："脉有阴阳，知阳者知阴，知阴者知阳""谨熟阴阳，无与众谋。所谓阴阳者，去者为阴，至者为阳；静者为阴，动者为阳；迟者为阴，数者为阳。"《伤寒论·辨脉法第一》："问曰，脉有阴阳者，何谓也？答曰，凡脉大、浮、数、动、滑此名阳也；脉沉、涩、弱、弦、微此名阴也。"对脉象进行了分类。还有寸为阳，尺为阴；来为阳，去为阴等分法，此处不再一一列举。

2.2 脉中太极

着眼于阴阳的思路搞脉象，一搭手，摸到的脉象更像是太极图，感受到的是动态的阴阳，它们的长短及其运动状态是很明晰的。周敦颐在《太极图说》中说："太极动而生阳，动极而静，静而生阴，静极复动。一动一静，互为其根"，强调"原始反终，故知死生"之说。有一年初秋，一个 62 岁的男子，因患白血病半年，住院化疗后归家调养，以纳呆为主诉，请中医会诊。据其家属介绍，半年前发病之初纳呆，反复治疗，效果不佳，最后确诊白血病。诊视的时候病人已卧床多日，其脉象令人难忘，阴阳已经磨平了，扣不到一起了。这哪里仅仅是纳呆，这是阴阳要离绝之象，是病危的预兆，结果患者中秋节后去世。如果归类的话，这位

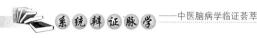

患者的脉象是否是传统中医脉学所讲的"散脉"范畴尚需讨论，但体现了脉象就是在动与静的变化中体现人体阴阳的。

阴阳运动的一个重要窗口是人的睡眠状态。睡眠体现阴阳升降出入开阖的情况，在藏传佛学中有以睡眠状态比附死亡时五蕴解体的学说，认为睡眠是一种小的阴阳运转，而死亡是阴阳大运转，所以脉象中可明确反映人的睡眠状态的优劣。

2.3　脉贵柔和

古典哲学推崇"和"的思想，引入评价脉象的标准就是要遵循"和"的原则，正常脉象应表现为阴阳调和，故我们提出脉贵柔和。"和"思想认为，事物发展的终极目标不是事物的矛盾对立，而是事物之间的包容与妥协、共存与共容，各要素之间共容与共存才是事物发展的根本规律。圆润动感的太极图形启发我们，在众多矛盾平衡体中追求相互的包容、化合，在矛盾对立中最终走向多元和谐的统一，这才是事物发展的终极目的与永恒动力。故而人的脉象中阴阳无不足，无有余，阴阳无失位，无失序，阴阳运动状态无太过与不及，人体才能阴阳燮理，表现出勃勃的生机。

综上所述，中国古典哲学为脉学提供了哲学原理支持，给予脉学研究和实践以认识论、方法论指导。中医脉学是古典哲学在生命科学领域成功运用的重要成果之一，是镶嵌在中国传统文化中的一颗明珠。由于笔者的研究深度所限，在此只是作为脉学与古典哲学关系探讨的引言提出来，论点的展开和资料的充实完备容待后续。

"天人合一"思想与系统辨证脉学

王琪珺[1]，彭 伟[2]

1 山东中医药大学，山东济南 250014，
2 山东中医药大学附属医院，山东济南 250011

摘 要："天人合一"思想是中国古老的哲学思想，对中医学的形成产生了很大的影响。本文试分析一下"系统辨证脉学"中所体现的"天人合一"思想。

关键词："天人合一"思想；系统辨证脉学

"天人合一"是中国传统哲学的一个古老的命题。在中国传统文化中，天人合一的观念源远流长，为历来的思想家所重视。"天人合一"的"天"是指包含天地万物的自然界，其视天、地、人为一体，统一于一气，遵循共同的规律，彼此之间相互影响，以求达到三者的和谐。这种思维方法为医家认识世界、认识人体提供了一个总原则，对中医理论的形成和发展起到了至关重要的作用。

脉象作为中医理论的重要组成部分，自然也受到"天人

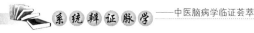

合一"思想的影响。"系统辨证脉学"是由山东省中医院齐向华教授所创立的具有独到见解、容纳多学科、涵盖多层面的全新脉学体系，其深刻地体现了"天人合一"思想。

1. 天行有常与平脉

"天行有常"即自然界的运行有其自身的规律，四季的变化，昼夜的交替，天体的运行等都有固有的规律性。人亦是自然界的一部分，人体的变化也是有其固有的规律性的。脉象是机体信息的集合体，其中蕴含着人类生存的基本规律，体现出人与自然、社会的相互关系和人体机能的内在整体性。机体的整体功能状态受自然、社会和机体自身各种因素的影响，并直接决定了脉象特征的显现。

中医学以阴阳平衡作为人体健康状态的标准，如《素问·调经论》曰："阴阳匀平，以充其形，九候若一，命曰平人。""平人"的脉象称为"平脉"或"常脉"，"系统辨证脉学"认为"平脉"在位数形势等诸多物理特性上表现的均是"中和"之态的脉象，是一种整体的圆浑，并脉象要素显现较少的脉象，符合人体的规律性，符合"天形有常"的自然规律。

2. 天人一"气"与脉象要素

天人一气[1]是指天与人都是由气构成的。气是宇宙万物生成的共同物质基础。《素问·阴阳应象大论》中黄帝曰："阴阳者，天地之道也，万物之纲纪，变化之父母，生杀之本始，神明之府也，……故积阳为天，积阴为地。"精气自身运动变化形成天地阴阳二气，天之阳气下降，地之阴气上升，天地阴阳二气交感合和化生万物。人为宇宙万物之一，处于天地气交之中，因此人也是由天地阴阳二气交感合和化生的。

脉象是人体功能的体现，而脉象中也包含阴阳两个方面。"系统辨证脉学"在"脉贵中和"思想的指导下，将脉象信息中所包含的阴阳两个方面进行分化，系统总结出了25对脉象要素。在这25对要素中，很多要素是相互对立的两个方面，如浮沉、滑涩、迟数、粗细、缓疾等。脉象要素是反映脉象特征的最基本的单元，是"系统辨证脉学"形成的基石。

3. 天人相应与脉象系统

天人相应是指自然界对人体健康的影响。天体运行、四时节气、昼夜晨昏以及地理环境等各种自然变化都会对人体产生影响；人生于天地之间，人体也具有调节生理功能以适应自然变化的能力。天人相应的整体观念使人们认识到自然对人体健康的影响，天人相应观使中医学注重事物的相互联系，将人置于一个与天地万物普遍联系的统一体中，在最大范围内考虑影响人健康的相关因素。

脉象系统，是一个客观存在，是多个脉象层次或要素相互联系、相互作用而构成的体系，用以表征人体体质、个性等生理特点和疾病发生、发展、变化的内在机制的脉象集

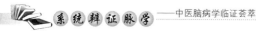

合。《素问·玉机真脏论》："脉从四时，谓之可治。"脉应四时，又名脉从四时。正常人的脉象是与时令气候相应的，《素问·平人气象论》总结为"春胃微弦"、"夏胃微钩"、"秋胃微毛"、"冬胃微石"曰平脉。《素问·脉要精微论》说："四变之动，脉与之上下，以春应中规，夏应中矩，秋应中衡，冬应中权。"身处不同地域的人群，受到当地地理环境的影响存在着的体质差异，这些差异可以在脉象上表现出来。通过病因脉象系统、病机脉象系统及体质、个性脉象系统可以综合判断人体的身体状况，并能分析患者得病的根本病因及病机。

4. 总结

"天人合一"思想是古代哲学家和古代医家实践经验的总结，也是东方综合思维模式的最高最完整的体现[2]。"系统辨证脉学"从脉象要素的分化、脉象系统概念的提出及对脉象的分析均体现"天人合一"的思想。二者的联系还有很多，需进一步研究与发掘。

参考文献

［1］赵春博，史丽萍．天人合一与中医学．湖南中医杂志［J］，2004，24（6）：76－85.

［2］季羡林．"天人合一"新解［J］．中国气功科学，1996，（4）：14－15.

参悟《脉要精微论》，开启
整体脉诊学习法门

齐向华

山东中医药大学附属医院，济南 250011

摘　要：本文从《脉要精微论》中得出"诊法常以平旦""持脉有道，虚静为保"的脉诊的原则和各种整体脉象的特征及病理机制，并对 10 对整体脉象特征进行了理论及其与疾病对应关系的探讨。

关键词：整体脉诊；《脉要精微论》

复习古代脉诊文献可以发现，临床脉诊分为整体脉诊和局部脉诊两个步骤。首先学习和体会整体脉诊，循序渐进进而学习局部脉诊，便能够掌握好这一高超技术。《内经》作为中医学的基础，对中医立法方药的发展做出了巨大的贡献。其中《脉要精微论》主要讲述了脉诊的原则和各种整体脉象形迹及病理机制，认真学习和体会这些条文，对于启迪我们对脉诊认识和掌握脉诊技巧大有裨益。

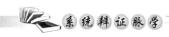

1. 诊视大法

1.1 诊法常以平旦

为何要把诊脉的时间定在清晨平旦？一般的解释为清晨人们没有进食和进行白天的劳作，体内的气血平和使得机体的疾病更加容易显现于外；笔者从另一方面看，"平旦"的时间点人们刚刚从睡眠中醒来，系机体完成一次阴阳状态转换后的开始，阴气将退未退，阳气将散未散，因此，此时脉象特征可以较为准确地同时反映人体阴阳两种状态的情况。笔者夜班诊视病人脉象发现，患者白天和夜间的脉象信息存在着不同，心理脉象的干扰相对来说较白天为少，更易于显现躯体性的疾病。金伟先生主张诊脉要在上午空腹，减少饮食吸收后对血液成分的干扰。目前的医疗条件均采用"平旦"的脉诊不太现实，我们应注意的一个原则是必须尽量保持"宁静"的状态，使病人的气血保持免受外界因素干扰的状态，气血相对宁谧，这是诊出病脉所必要的条件。

1.2 持脉有道，虚静为保

虚静是内心的极度虚无，忘却一切事物，包括病人病情、诊脉的指示等，更不可内心存在一定的脉象或病机的成见。心里就像一汪平静如镜的水面，这样任何的微风都会引起微澜，只有这样才不会漏过脉象的细微信息。因此，古人提出的诊脉要"虚静"，"虚静"即是大脑的平静状态，就像射击选手在瞄准的状态一样，心中没有任何的杂念，唯有保持对脉象特征认真辨识的状态。客观环境上，要求要有相对安静的环境，温度湿度等干扰人情绪心理变化的不利因素都要尽量克服。

2. 整体脉象特征与疾病

《脉要精微论》中论述了大量的整体脉象特征，而且都成对地出现，认真地加以体会，能够开启我们的脉象领悟之门。

2.1 动、静

动、静是指脉搏搏动过程中的稳定性。动是脉搏搏动时附加在血管壁有抖动、震动、细颤的感觉，细分之有局促、抖动、发散等，后世医家所称的"动脉"仅是其中的一种。静是指动脉搏动时血管壁的附加震动较少，缓缓裒裒平静流畅。关于脉象动、静的意义，早在东汉时代就有认识，《伤寒论·辨脉法第一》谓："若数脉见于关上，上下无头尾，如豆大厥厥动摇者，名曰'动'也，阳动则汗出，阴动则发热。"振动、发散的脉动出现在关部以上则出现出汗；出现在关部以下则出现发热。《伤寒论》形容机体所受外邪解除，气血恢复正常运行往往用"脉静身凉"，说明邪正相争脉象的紧缩、战栗和透发感等"动"的征象均已解除。所谓的"动"现代研究认为这是脉搏搏动谐振波和发散波。

临床研究发现，人体脏器和心理的改变均可以从脉搏的动静上反映出来。现代研究有两种观点可以说明：脉搏传播过程中，在血管的某些分支处或靠近骨的血管转折处可以发生反射而形成驻波。在疾病时其心率与心室的充盈情况的变化，导致其脉搏波的波长、波节与波幅数量的变化，所有这

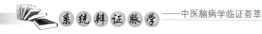

些均造成脉象"动"的变化[1]。近年来台湾的王唯工教授提出心跳谐振波与器官共振的物理模式，认为各脏器与相连动脉协同共振，该共振频率与心跳的谐波频率一致时有最大的共振效果，五脏六腑各依其共振特性，选择适当谐波频率来共振，以减少血液循环阻力，顺利地从大动脉中分取压力波与血流的充分供应。器官组织在获得充分血流供应后才能发挥其功能。如果某一脏腑有病，器官机能降低，血液循环不佳，阻力大增，甚或共振频率改变而不能与谐波共振的很好，则与其相同共振频率的谐波必然大受影响，故脉波频谱也将改变。频谱的改变则在脉象反映出"动"的征象[2]。心理脉象的创始人寿小云先生认为，心理脉象中特异心理成分常常无法用传统的二十八病脉来描述，表现出许多新的脉象特征即脉象振动觉，其以脉搏的谐波分量为感觉主体，通过谐波振动特征的识别，感知脏腑的功能状态和各类心理活动基础[3~4]。可见脉搏波动时的动与静是身心健康的标识，所以"切脉动静而视精明，察五色，观五藏有余不足，六府强弱，形之盛衰，以此参伍，决死生之分"。可见脉之动静是说明机体内环境的重要标志。

2.2 长、短

属传统二十八脉范畴，脉之长短指脉动应指的轴向范围的长度，《内经》和《难经》没有给出正式的脉形，只是用了象形的摹写方式给人以启发，用"迢迢"和长杆来启迪人们的内心体会；长、短之脉都是单因素脉象，就是脉的长度。长脉的指感为尺寸两端超出本位，有迢迢自若之感；短脉脉动范围不足本位，不能满部，见于寸或尺部。

长脉既可以是正常的健康脉象，又可以是病理脉象。作为健康脉象时，其形态应如《诊家正眼》所说："长之为义，首尾相称，往来端直也。"这时主"长则气治"；如果超出本位，加上力度的变化激薄前冲，则是气火旺盛，冲击震荡所致病脉了。如《诊家枢要》："气血皆有余也，为阳毒内蕴三焦，烦郁为壮热。"短脉是病理脉象，《诊家枢要》："气不足以前导其血也；为阴中伏阳；为三焦气壅，宿食不消。"故"短则气病"。

现代研究认为，脉搏的传递是心脏的搏动沿着血管壁传递的结果，主动脉管壁因此而有节律地受迫振动，振动沿弹性血管向末梢传播就形成了脉搏。心室射血状态不同，脉搏波波长也不相同，当心室充盈良好、收缩力强而快、半月瓣启闭良好、血管弹性正常时，短时间内大量血液射入主动脉基部，以致血管管径骤增，能形成振幅大、节段长的长波；反之则形成振幅小、节段短的短波。同时心室每搏输出量受心率的影响，脉搏波的波长也必然与心率有一定关系，即心率愈快则波长越短。因此，血管振动节段的粗细长短，从一定程度上反映了心输出量的大小[1]。同时，脉搏传递的长短还与血管壁的弹性有关，弹性强者则每搏的传输距离较长，弹性弱者则传输的距离较短。如高血压病人的脉象较正常人的脉搏传输距离长。因此，笔者认为所谓的长是脉搏的每一动搏动传递距离的长和短，而不应该是三部脉形的长与短，这样更具有临床意义。而且也易于与脉的"上、下"澄清其

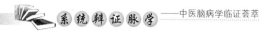

内涵。临床发现长脉之人，思维敏捷清晰，心胸开阔；而短脉之人，或易于情志郁结，或思维愚钝等。

2.3　上、下

上、下是指对脉象超出寸、尺的部位的脉动。"上竟上者，胸喉中事也；下竟下者，少腹腰股膝胫足中事也"；"上盛则气高，下盛则气胀"。对于《内经》的此段认识，后世医家多湮没在了尺、寸部的浮脉之中，但清代的龙之章给予重新认识，《蠢子医·第一节·医道以运气为主》："如今脉理出本位，与古大不同。古时脉理只三部，细按三部便知清。今时三部出本位，只看三部便不中。必须上下去推寻，方能病症知分明。"并载有"脉上窜、下流，如此治"一节，对各种病机和治疗进行了详细地记载。

关于"上、下"有许多问题有待探讨，古人有人认为超出尺、寸部的脉象属长脉范畴，在脉体整体延长的同时，向上或向下超出寸、尺部，向上超出寸部称为"溢脉"；向下超出尺部称为"覆脉"。对于"上、下"概念古人也有歧义，如《诊家枢要·诊脉之道》："察脉须识上下来去至止六字。不明此六字则阴阳虚实不别也。……上者，自尺部上于寸口，阳生于阴也；下者，自寸口下于尺部，阴生于阳也。"将血液进退式的循环运行定名成了上、下。笔者认为，上、下脉诊特征与长脉有部分的重叠内容，但是临床也存在脉搏的长度没有变化，而是出现了离心和向心性的整体位移，并且伴有脉搏搏动均衡性的破坏，形成了脉动上超出寸部，而尺部的脉动随之上移而不满部或脉形变细小、压力变小，显现出所谓"上盛"的脉象；或下超出寸部，而寸部的脉动随之下移而不满部或脉形变细小、压力变小，显现出所谓"下盛"的脉象；"上盛"则意味着邪气充斥、或气机逆乱在上，所以出现头面、胸部的症状；"下盛"意味着邪气下溜、或气机沉陷在下，所以出现二阴、腰腿部的症状。所主病机上、下脉与长脉的侧重点不同，长脉所主是整体的邪气充斥，而上、下脉则侧重于气机的动越或降陷于机体的上、下部位。由于机体的上下阴阳平衡被打破，所以当"上盛"时有升无降则必然下虚，出现下部阳气的相对不足，则显示"推而上之，上而不下，腰足清也"的征象；"下盛"时有降无升则必然上虚，出现上部阳气的相对不足，则显示"推而下之，下而不上，头项痛也"的征象。

2.4 内、外

内、外是指对血管尺、桡侧壁及外周组织的诊察。脉诊的感受不单是观察血管内的搏动情况，对尺桡侧壁和伴随血管跳动壁外的组织的表现也要进行观察。《脉要精微论》："尺内两旁，则季胁也，尺外以候肾，尺里以候腹。中附上，左外以候肝，内以候膈；右，外以候胃，内以候脾。上附上，右外以候肺……"关于以上的外候、内候之说，古代医家有不同的认识，王冰认为，外谓外侧；内谓内侧。李士材则认为外是桡动脉的前半部，内谓后半部；《脉确》则认为是指脉的浮沉。周学海认为是指脉管的内外侧壁，《重订诊家直诀·脉有两侧》："然脉实有两侧诊法，非扁阔与两条之谓也。夫指平压脉上，其形如此，及侧指与内侧拍之，其形如彼，及

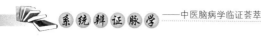

侧指于外侧拍之，而其形又如彼矣……内侧主里，外侧主表，祇可取以正脉合参。"笔者认为，正确的说法应该是血管的两侧壁及周围的组织，其他说法令人不甚满意。

脉的内、外是指脉搏的两侧组织，脉整体运动形成脉象不仅与血管本身有关，而且也与血管外结构有关[6]。因此，诊脉时不但要感受血管本身的搏动，对于管壁的尺桡二侧组织随着脉搏跳动时出现的改变也应该体察。因为在疾病状态下，脉搏的振动会对周围组织形成震动影响。这种影响是随着脉搏的搏动在血管壁外出现时隐时现的线状脉，《蠡子医·第一节·脉不上窜，不下流，如此治》："右寸外边倒一线，右膀疼痛不能堪；左寸外边倒一线，左膀疼痛不能堪；右寸里边倒一线，喉疼喉干不能堪；左寸里边倒一线，心疼心热不能堪。"当代的彭应天老中医也有发现"桂枝脉证"是"左手寸、关、尺三部脉管壁之内侧面，另出现线状脉一条，和血管相平行，与脉管外壁相形处于若即若离之间，随同脉搏起伏跳动"；"防风脉证"是"浮取右手三部脉管壁外侧，紧邻血管壁处有一线状脉，随同脉搏跳动"。

脉搏波动时血管壁和周围组织的关系也具有诊断学意义，周学海认为："形体柔和着，真气充于脉中，而脉管之四傍，由于肌肉相亲也，外紧内空，内结外散，均非是矣（《重订诊家直诀·说神》）。"他在《脉简补义·脉有散漫无边》说："患风热湿热者，脉多混混不清，中坚边散。"指湿热证的患者血管壁与周围组织结合密切，界限不清。王孟英医案大量的病案用"模糊"描述脉象，寿小云先生描述的心理脉象中有许多脉象涉及周围组织，如"恐惧脉"特征主要表现在血管壁的高度紧张而收引，使管壁变得拘紧而细直，在血流的冲击下，壁上附有一种极细的震颤感觉，周围局部组织的振动波在脉搏高峰之后出现，极快地向脉管方向收敛消失；"怒脉"为左关附近的震动，周围组织伴随愤怒的情感而局限膨胀隆起，指下血管壁和局部组织产生共振现象，使脉搏显得洪大而有力[4]。

2.5　左、右

左、右是指对应左右双手脉诊，发现其中的差异，从而诊断疾病。"中附上，左外以候肝，内以候鬲；右外以候胃，内以候脾。上附上，右外以候肺，内以候胸中；左外以候心，内以候膻中。前以候前，后以候后"。此段经文提示我们左右手脉的征象可以诊断不同的脏腑病变。后世医家发现左右手脉具有反映不同病邪的特性，《诊家枢要·诊脉之道》："左脉不和，为病在表，为阳，在四肢；右脉不和，为病在里，为阴，主腹脏。"《脉说·上卷·脉分左右》："初病风寒，脉紧必盛于左部；初病温暑，洪脉必盛于右部。"再者通过综合分析左右手脉象特征，可以做出病机的判断，如患者左关弦大，右尺浮滑，综合分析就可做出肝木郁结，乘犯脾胃泄泻的判断。

2.6　来、去

是指脉搏的上升支和下降支的起伏运动的夹角、动度、力度等。《诊家枢要·诊脉之道》："察脉须识上下来去至止六字。不明此六字则阴阳虚实不别也。……来者，自骨肉之分而出于皮肤之际，气之升也；去者，自皮肤之际而还于骨肉之分，气之降也。"来去的脉诊特征表示机体内气血的运动趋势，是人体内阴阳两个方面紧密结合的表现，阴阳的嘘吸功能从这个特征中得以体现，缓脉是健康的标志，正常情况之下，脉搏的上升和下降是袅袅缓缓，柔和中带着有力。古人在形容这类脉象用了"能沉""能浮"。

　　失去冲和之象的盛与衰均预示机体内气血阴阳的质量和运动趋势发生了改变，也就预示疾病的发生，"来疾去徐，上实下虚，为厥巅疾；来徐去疾，上虚下实，为恶风也"。来势强劲有力，冲击而上，多主机体风火鼓动于上，故出现头痛、头晕、失眠和中风之类的疾病；如果来势无力冲上，而且又迅速降下，是气虚下陷的特征，故出现乏力恶风，精神萎靡或头痛头晕等证。脉象的来去还可以预示病邪的去向，《脉说·上卷·脉机》："如诊脉沉而来势盛去势衰，可知明日恐变浮也，浮者病机外出也；诊脉浮而来势衰去势盛，可知明日恐变沉也，沉者病机内向也。""如诊脉自沉鼓盛于浮者，多主温病内热汗出，内热便秘，沙疹外达之类。"例如"金氏脉学"的 A_1 段代表心脏的部位，出现的缩短不稳均表示心脏的病变。

2.7　粗、细

　　"粗大者，阴不足阳有余，为热中也"；"细则气少"。提示我们应该诊脉要注意脉搏的宽度。脉宽度指脉动应指的径向范围大小，即手指感觉到脉道的粗细，由于皮肤与脉道之间软组织的影响和脉道的横向运动，指感宽度不完全，与血管的实际粗细也不相等。脉宽除与桡动脉本身宽度有关外，还与桡动脉整体径向的运动幅度有关[7]。脉道宽大的为粗脉，狭小的为细脉。在传统的脉法中粗细脉象均具有纲领性，粗脉包括洪脉、实脉等；细脉包括濡脉、弱脉、微脉等。细类脉主要有细脉、微脉、弱脉、濡脉，其中细脉以脉体细小、来去分明为特征；微脉以极细极软、似有似无为特征；弱脉以沉细而软、重按始得为特征；濡脉以浮细而软、轻取即得为特征。宽类脉主要有大脉、洪脉、实脉、芤脉，其中大脉以脉体宽大，但不汹涌为特征；洪脉以浮大有力、来盛去衰为特征；实脉以脉大有力、举按皆然为特征；芤脉以浮大中空如按葱管为特征。平人脉宽约 2.7 mm，脉宽大于寻常为大脉，小于寻常为细脉[8]。体察脉搏的粗细要分析是人体固有还是病变所致，固有的粗脉表示气血旺盛或心底平和之人；固有的细脉见于"六阴脉"之人，或素体气血较弱，或平素细心胆怯之人。疾病过程中脉象变粗，有力者则为火热充斥体内；无力者则为气血阴阳的亏虚。脉象变细的则表示气血阴阳耗损，沉细有力者则为痰浊瘀血的阻闭等。

2.8　浮、沉

脉位指脉动显示部位的深浅。脉位表浅者为浮脉；脉位深沉者为沉脉。浮沉的脉象也要分清是人体所固有还是病变所致，生理状态下，性格外向多脉浮；性格内敛者多脉沉。平时从事重体力劳动者多脉浮；脑力劳动生活安逸者多脉沉。病变所致的脉象变浮或变沉，历代医家论述较多，此不赘述。还有一种要注意的是脉象的"能浮"与"能沉"，其

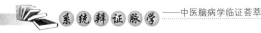

临床意义与脉象的来去相同。

2.9 滑、涩

滑涩属脉搏的流利度，也为古代的一对纲领性脉象，表示脉象的流利程度，滑是指应指圆滑，往来流利；涩是指往来的艰涩不畅。滑涩根据兼加的不同表示人体的正气和邪气的虚实变化。但是滑、涩各自是一类脉象，而不是一种。根据临床体会，滑又可以分为稀滑如贫血者，黏滑如高脂血症等的不同；而涩可以分为枯涩、滞涩和虚涩，《医灯续焰·卷三·涩脉主病第二十一》："况体为阴液，多则滑利，少则枯涩，理势之必然者（枯涩）；湿袭人，肌腠痹着，气道不利，脉安得不涩（滞涩）……自汗者，汗时时自出也。出则液耗，是谓脱液。漏而不止，卫气散失，四肢厥寒，是谓亡阳。阳亡液脱，脉又安得不涩（虚涩）。一涩脉也，而有虚涩、滞涩、枯涩之分。"可见，滑涩的不同感觉揭示了不同的病变机制。

2.10 内、外曲

"推求内外"是《脉要精微论》中的一种诊脉方法，即寻求脉管的内外偏曲。桡动脉的解剖位置是在肱桡肌腱与桡侧腕屈肌腱之间下行，下端仅覆盖皮肤筋膜部位浅显，给人的感觉是脉管在肌腱之间正中搏动。如果搏动出现不在正中，而是偏曲于内外肌腱则具有病理意义。"推而外之，内而不外，有心腹积也。推而内之，外而不内，身有热也"。此段经文提示了内、外偏曲这种脉诊特征的诊断启示，《脉简补义·脉有内曲外曲》认为："大抵脉之曲者，皆因于积，而又中气虚也。偏于热多则外撑，偏于寒多则内倚。"笔者在临床中发现，凡是当人们对某种事物特别挂念、惦念时，如特别关注工作等，其脉象往往出现其桡动脉向内侧肱桡肌腱贴近的情况，这表示该人有劳心过度的现象。

参考文献

［1］王东生，陈方平．从脉搏波看脉象形成的机理．中国中医急症，2004，13（1）：24．

［2］张修诚，王唯工，陈荣洲，等．脉搏谐波频谱分析—中医脉诊研究新方法．中国中西医结合杂志，1995，15（12）：743．

［3］寿小云，刘天君．浅谈中医七情心理脉象．北京中医药大学学报1995，18（3）．

［4］寿小云．中医脉象振动觉临床识别．北京中医药大学学报，1999，22（2）：14．

［5］孔言音，祖佩贞，白净，等．桡动脉血管整体运动的初步模拟实验研究．生物医学工程学杂志，1998，15（3）：351．

［6］张治国，牛欣，杨学智，等．脉宽的可视化考察．中国中医药信息杂志，2008，15（5）：14．

［7］赵宇平，刘聪颖，贾新红，等．脉象宽度论．中国中医基础医学杂志，2008，14（4）：251．

脉诊学习三步法

柳洪胜

北京大学人民医院 100044

摘　要： 在临床中做到凭脉辨证、凭脉诊疗是一件非常重要的事情。如何真正掌握临床脉学并加以运用呢？本人结合自己的体会，总结出三步，希望对临床医师有一定帮助。

关键词： 脉诊；信；愿；行

对广大的中医从业者来说，如何真正掌握临床脉学并在临床中做到凭脉辨证、凭脉诊疗是一件非常重要的事情。本人从入齐师门下 12 年来在临床脉学领域不断地探索和研究，结合自己的体会，总结出三步，希望对临床医师有一定帮助。

1. 信

相信临床脉学对临床的绝对指导作用是掌握脉学的前提！这个问题非常重要，本人十几年时间接触大量的同行，发现一个现象，对于脉学的临床价值并非每位临床医师都能有个正确的认识。有不少人都拿那句"望而知之谓之神，闻而知之谓之圣，问而知之谓之工，切而知之谓之巧"来把切脉的地位有意放在四诊之末，把脉诊放在可有可无的位置上的临床大家也不在少数。可想而知，不信是不可能进入这个领域并有自己的体会的。每人都有自己的判断，有自己的见解，同一件事情，信与否则差别迥然有异。举个例子，1999年我在山东中医药大学读本科时，当时学校邀请金伟先生做了一场金氏脉学的学术报告，当时金伟先生阐述了自己的脉学理论产生的过程并举例说明了金氏脉学的临床应用，当时让听众大感神奇，但散场时就听好多同学说"不可能"、"偶然"等否定的言论，不难想象，否定者日后肯定不会在脉学领域有很深的研究。当时我是信了，只是对他的理论不明白，随即去图书馆借了那边金氏脉学小册子仔细研读，从这一点来说金伟先生是我研究脉学的一个启蒙老师，因相信而进入这个领域进行探索。反观大家，目前的脉学发展迅速，脉学大家涌现，学习机会非常难得，无论是齐氏《辨证脉学》、《金氏脉学》、《寿氏心理脉学》还是许氏《微观脉学》，大家是以旁观者的态度在外围看热闹呢？还是坚信他们或者其中某个技法并进行深入地研究了呢？

2. 愿

愿指的是大家在相信脉学这个奇妙的领域能对临床起到决定性的作用的前提下去向往达到某个层次的迫切要求的程

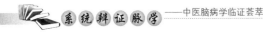

度。这个是脉诊学习的基础条件。愿力有很多层次，有的学习者把掌握某个脉诊技法或者某套体系作为自己的目标，有的把接近某位脉学大家作为自己的目标，还有的把超越某位大师作为终身奋斗的目标呢，愿力越大越持久，成就就越大！举个自己的例子，本人当年虽然坚信金氏脉学的正确性，但是没有建立一定达到金伟先生那个程度的愿望，所以在金氏脉学的研究上是一无所获，但是，丝毫不影响金氏脉学的成就。对大家来说呢？不要一味地抱怨脉诊难学难精，要看自己的学习决心和愿力有多大。在这方面也存在一个误区，就是什么都想学，看着哪个脉学体系都很好，都决定努力去研究并达到一定深度。这种情形一般发生在初学者身上，所谓贪多嚼不烂，找到适合自己的体系才是最好的，要找到可持续发展的方向并坚持下去，才是正道。目前大家见到能精通辨证脉学、金氏脉学、微观脉学、心理脉学于一身的高手吗？找到自己最感兴趣的并且坚持下去，以此作为突破口才能真正开启脉学研究之门！

3. 行

所谓的行指的是我们临床从业者在临床中实际践行脉学理论并逐步提高自己的行为。这是脉诊学习的关键条件。是否能提高自己的临床脉学水平就看自己在临床中是否努力地去按照各脉学体系理论践行、摸索、体会。这个就非常具体了，比如辨证脉学，有齐向华教授的《辨证脉学》专著，后来为了方便大家学习又出版了《系统辨证脉学培训教程》，其中不仅对各个脉象要素进行了深入的剖析、对相似的脉象要素进行鉴别，并且对诊脉手法、辨证思维方式、甚至把脉诊的思维过程都用脉案的方式进行临床脉诊现场的还原，有整体，有局部，有过程，有高度，通过这样非常清晰的脉络梳理让大家对辨证脉学体系有一个清晰的认识，学习起来也有个更方便快捷的门路。金氏脉学、寿氏心理脉学、许氏脉学等分别有自己的专著问世，大家学习起来自然有一个权威的理论依据，大到理论，小到具体的操作手法都清晰地呈现出来，我们学习起来就是一个把他人的成果吸收并利用的过程。这个过程是逐渐提高的，有时是升的。比如本人在学习辨证脉学时有很多次都出现手下非常迷茫的情况，也就是摸着手下的脉搏脑子中茫然而不知所以然。坚持体会，自然会有更好的境界在后面等着。这种提高是量变到质变的过程。

愿大家都能在各自的领域找到并走出自己的脉学之路。

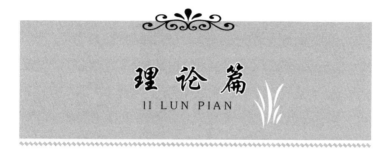

理 论 篇

II LUN PIAN

失眠症郁闷不舒状态
"脉—证—方" 相应浅议

宋晓宾

山东中医药大学，山东济南 250014

　　摘　要：失眠症是身心疾病，而且心理层面的因素占据主导，包括郁闷不舒、思虑过度、烦躁焦虑等等，因此有必要探讨下失眠症心理紊乱状态的脉证方相应问题，为临床准确辨识用药提供一个新思路，本文仅从郁闷不舒状态入手，探讨一下失眠症郁闷不舒状态的脉—证—方相应环节。

　　关键词：失眠症；郁闷；状态；脉象

　　失眠症是临床上最为常见的身心疾病之一，指入睡困难、夜间睡眠维持困难和早醒，是睡眠量不足或质不佳。中医学称之为不寐、不得眠等。当今研究失眠症的人比比皆是，各有新意，齐向华教授提出并强调中医心理紊乱状态新概念，并针对临床实际提出五种心理紊乱状态[1]，具体包含：烦躁焦虑状态、郁闷不舒状态、思虑过度状态、惊悸不

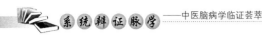

安状态和精神萎靡状态，这几种状态可以存在于各种系统疾病当中，今天仅仅就失眠症郁闷不舒状态的脉—证—方相应角度谈谈我的认识。

1. 郁闷不舒状态的表现

"郁"有积、滞、阻的不同含义，是一种疾病状态，如木郁、火郁、土郁、金郁、水郁。《医学正传》对患者内有气机郁滞，外有郁闷不欢表现的状态，明确提出"郁证"的概念。还有"郁"、"郁闷"、"郁结"等称谓。临床表现为：

1.1 心理情绪

情绪低落，郁闷不舒，不善言语，幽忧寡欢。

1.2 躯体行为

太息吸气，肩背紧痛，腹部胀满，按之心下及胁部有抵触感。

1.3 其他

患者多性格内向，或有情志内伤，不得心理情绪宣泄的病史。

1.4 脉象

郁滞不畅脉象。

1.5 舌象

边尖暗红透紫，舌苔分布于偏侧[2]。

2. 失眠症郁闷不舒状态产生机制

2.1 个性与郁闷不舒状态

个性又称人格，是指一个人的基本精神面貌，其表现在一个人心理活动中那些经常的、稳定的、本质的心理特点的总和，又称个性心理特征。《灵枢·通天》曾言："少阳之人，谛谛好自贵，有小小官，则官自宜，好为外交而不内附……阴阳和平之人，居处安静，无为惧惧，无为欣欣，宛然从物，或与不争，与时变化，尊则谦谦，谭而不治，是谓至治。"少阳之人的人格特点是：做事精审，很有自尊心，但是爱慕虚荣，稍有地位则自夸自大，好交际而难于埋头工作。基于这种个性心理特点，少阳之人的行为则表现为行走站立都好自我表现，仰头而摆体，手常背于后。阴阳和平之人的人格特点是：能安静自处，不务名利，心安无惧，寡欲无喜，顺应事物，适应变化，位高而谦恭，以理服人而不以权势压人。基于这种个性心理特点，阴阳和平之人的行为则表现为从容稳重，举止大方，为人和顺，适应变化，态度严肃，品行端正，胸怀坦荡，乐天达观，处事理智，为众人所尊敬。临床上，"少阳人"和阴阳平和人易患郁闷不舒[3]。

2.2　情志过程与郁闷不舒状态

情志，泛指精神、情绪、思维等心理现象和过程，又称作"五志"，人类的情志活动是机体对外界的精神刺激或既往刺激痕迹的一种"应答性反应"，《内经》将其概括为喜、怒、忧、思、悲、恐、惊七种情志变化，简称"七情"[3]。依临床观察，人体长期的处于某种特定的情志过程之中，常常会产生相应的心理紊乱状态，如郁怒产生"郁闷不舒"状态，但是依据个性的差异，原因和结果之间也存在不完全线性关系，如同样是一件事情，有的人会产生恐惧状态，而有

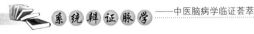

的人产生思虑状态，这是临床治疗中应该认真注意的问题。

2.3 体质因素与郁闷不舒状态

"体质"的"体"是指身体、形体。"质"是形体、形貌、性质、本质、察性、素质、质量等。体质与躯体性疾病的发病至关重要，但是中医学历来有"形与神俱"的观念，又称作"形神合一"。形：指人的形体，包括四肢百骸、筋骨皮肉脉、十二经络等有形之器，以及为之奉养的精气血津液等营养物质。神，是指人体的一切生命活动的外在表现及精神意识、思维活动[3]。关于体质与心理特征的论述见于《灵枢·阴阳二十五人第六十四》："土形之人，……安心，好利人，不喜权势，善附人也；金形之人，……身清廉，急心，静悍，善为吏。水形之人，……不敬畏，善欺绐人，戮死。"可见，"金形之人"易于"郁闷不舒"和"惊悸不安"。"土形之人"善良忍让，有时则"郁闷不舒"。临床实践证明，通过纠正患者体质的偏颇，恢复"阴平阳秘"的状态，具有明显改善其心理紊乱的作用。

2.4 情结与郁闷不舒状态

情结是荣格分析心理学中的重要内容之一。他认为情结是个人无意识中对造成意识干扰负责任的那部分无意识内容。或者说指带有个人无意识色彩的自发内容，其通常是因为心灵伤害或剧痛所造成。与人格相比，情结是"人格碎片"，因为它从完整、和谐的人格内部分离了出来，失去了与人格整体活动的一致性，它也可被视为"人格断面或次级人格"，是一个具体而微小的人格结构，并且它本身又构成了一个独立的人格子系统。这一系统通常具有很强的整体性、内在性、自主性、情绪钻结性和动力性[4]。一旦情结被触发而起作用，无论人是否意识到，情结总能对人的心理和行为产生极具强度情感的影响，甚至是主导性作用。

3. 失眠症郁闷不舒状态的脉象特点

3.1 基本脉象特点

3.1.1 动

常见于慢性心理应激的患者。情怀素郁，不善言语，遇事不能及时进行心理宣泄；或虽然个性开朗善言，但由于矛盾的对方实力太强，而不得不强忍愤怒，心理压力不得宣泄，以致郁闷不舒，表现为左关谐振波增多，给诊者一种麻涩郁闷不适的心理体验。个别患者也可以在其他单部脉象出现这种麻涩感[5]。

3.1.2 短

短主气虚和气机不通；脉短之人，易于情志郁结，或思维愚钝等。

3.1.3 涩

长期郁闷不舒，气血运行不畅而瘀滞，多表现为左关脉势涩滞，拘拘前行。

3.2 演化脉象特点

3.2.1 凸

一旦脏腑功能失调，气机郁滞，则在相应的脉位出现凸起，如郁怒化火，则在左关脉出现圆包样的凸起，按之像鼓

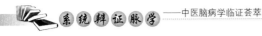

起的内部压力较大的气囊；如果出现横克或反侮，则在右尺脉或右寸脉出现性质相同的气囊样凸起；另外，肝气郁结也会使气机结滞于局部，出现相应部位的结节、肿块等，显示出相应部位（如微观脉所定位的乳腺、甲状腺、肝脏等）质地较硬的凸起[5]。

3.2.2 滑、稠

气机结滞，运化水湿不利，体内水液代谢失常，化生痰浊则脉滑、稠。

3.2.3 滑、稀

气机结滞，运化水湿不利，体内水液代谢失常，水液停聚成饮则脉滑、稀。

3.2.4 疾、上、动

性格急躁且善抗争者，则"肝火上炎"，常表现为左手脉搏血流传导速度加快的"疾"；脉体超出腕横纹，出现整体的三部脉位向远心端移位；脉搏搏动最高点的抖动不稳；且伴有寸部脉"热"而尺部脉"寒"，寸部相对变"粗"而尺部相对变"细"的现象。

3.2.5 粗、凸、热、滑

此四个脉象特征往往相伴出现，表现为在上述麻涩感的基础上，根据肝郁克犯部位的不同，而出现相应脏器在寸口反映部位的血管扩张，从而显现"粗"的特征；气机结滞于不同脏腑则相应脉诊部位显现出圆包样凸起；气结化热，局部的新陈代谢增加则相应部位出现热辐射感；气机郁结，水液运化不利则脉滑。肝气郁结化火，结滞于肝胆，则在左关脉麻涩的基础上，进一步形成粗、凸和热辐射感，给诊者以欲抗争而不能的心理体验；肝气郁结犯胃者，表现为左关脉的麻涩及右关脉的粗、凸、热感；肝木乘脾者，表现为左关脉麻涩及右尺脉的粗、凸、滑和热辐射感；肝木侮金者，表现为右寸脉的粗、凸、滑和热辐射感；肝气郁结化火，气火下溜从小便而出者，表现为左尺部的粗、凸、滑和热感[5]。

4. 失眠症郁闷不舒状态的论治

齐向华教授认为失眠症的治疗应抓住导致失眠症发生和持续的症结因素，从中医学心理紊乱状态入手，重新构建一个辨治体系，这符合现代医学改善心理、认知，治疗失眠和提高生活质量的新观念，具体辨治如下：

4.1 基本方

4.1.1 柴胡疏肝散

适应证：肝气郁滞证。胁肋疼痛，胸闷喜太息，情志抑郁易怒，或嗳气，脘腹胀满。

脉象特点及分析：动、涩；脉象要素的"动"是一种脉搏搏动时谐振波的增多，表现为麻涩、滞涩，拘拘前行的感觉，多见于左关脉，也可见于整体脉象，给诊者一种麻涩的心理体验，表现患者气机运行不畅的病机；"涩"是血流的涩滞不畅，常见于整体脉象，这是因为气血同行，气机运行不畅，则必然血行不利。临床应用根据"动"和"涩"两个脉象要素特征的孰轻孰重，来调整理气与活血药之间配比[5]。

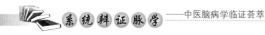

4.1.2　半夏厚朴汤

适应证：梅核气。咽中如有物阻，咯吐不出，吞咽不下，胸膈满闷，或咳或呕，舌苔白润或白滑。

脉象特点及分析：动，来缓去疾，脉内曲、细、敛、直；此方主要功能在于解除患者的思虑过度状态，从而达到解除肝郁之效，是"围魏救赵"之策。半夏厚朴汤的脉证从心理学进行认识具有三个层面：一是多思，思想和精力都突出集中在了某种兴奋点上，脉象特征表现出思虑、郁闷特征的谐振波增多的"动"；二是心理思维关注面狭窄，兴奋点之外的事情全面抑制，表现为脉"内曲"、"细"、"直"的特征；三是大脑思虑过度，精力出现不足，脉象表现"来缓去疾"的特征。临床治疗中根据这三个层面的突出与否进行药物间的配伍和剂量调整[5]。

4.2　演化方

4.2.1　血府逐瘀汤

适应证：上焦瘀血，头痛胸痛，胸闷呃逆，失眠不寐，心悸怔忡，瘀血发热，舌质暗红，边有瘀斑或瘀点，唇暗或两目暗黑。

脉象特点及分析：涩；此方用药主在疏肝、理气、活血化瘀，肝司营血，功善疏泄，肝气郁滞，瘀血内阻，证见头痛、胸痛、失眠、心慌、呃逆等症，脉现整体涩象，踽踽涩涩，难以前行，方用血府逐瘀汤，以桔梗引药上行，牛膝引药下行，甘草调中，当归、生地、柴胡养血活血、清热疏肝，桃仁、赤芍、红花逐瘀活血，川芎为血分气药，枳壳擅长理气疏肝，二者合用，助本方理气活血，并有调理肝脾作用，诸药配伍，共成活血逐瘀、理气疏肝之剂。

4.2.2 化肝煎

适应证：肝气郁结，化热化火、气逆动火，胁痛胀满，烦热动血。

脉象特点及分析：疾、上、动；肝气郁结，气机不得宣泄，郁而化火，横窜经络，上逆犯肺，扰血动血，导致烦热、胁痛、胀满、动血等证，脉象上显示疾、动、上的特点，方用化肝煎，其中青皮、陈皮疏达横窜之肝气，白芍柔肝，滋养肝体并疏肝，丹皮、栀子、浙贝清热泻火，泽泻、甘草引热下行等。本方的最大特点是善解肝气之郁，平气逆而散郁火。肝郁之病变在临床上比较常见，而本方作用专一，运用得当，加减得法，疗效亦比较明显。

4.2.3 滋水清肝饮

肝郁火盛，阴液受损者，滋水清肝饮主之。

适应证：阴虚肝郁，胁肋胀痛，胃脘疼痛，咽干口燥，舌红少苔，脉虚、枯或细软。

脉象特点及分析：细、枯、涩；肝郁火盛，煎灼津液，阴津匮乏，加之病人体质缺水的话，会加重肝郁之势，脉现细、枯、涩象，多出现胁肋胀痛，胃痛，咽干口燥等症，方用滋水清肝饮，采用六味地黄汤合丹栀逍遥散，滋养肝木，疏解肝郁之气，滋补匮乏之津液，共奏滋阴疏肝之功，是治疗阴虚肝郁的一个典范。

综上所述，齐教授提出的中医心理紊乱状态之郁闷不舒

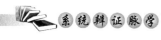

状态疾病在临床上比比皆是，而且治疗也莫衷一是，究此原因，终究还是未能把握这一状态的辨治过程，即脉、证、方相应不到位，疗效自然或愈或不愈。本文从失眠症入手，探讨了这一郁闷不舒状态的产生机制、临床特点、脉象分析及方药纵横，以期扩展到各种疾病的辨治过程中去，为临床找到一个新思路，新视野。

参考文献

［1］齐向华．失眠症中医诊疗［M］．人民军医出版社，2007.11（1）：46.

［2］齐向华．失眠症中医心理紊乱状态述谈［J］．新中医，2008，40（8）：98–99.

［3］齐向华．失眠症心理紊乱状态研究的再思考［J］．创新方法与新思路．

［4］范红霞，申荷永，李北容．荣格分析心理学中情结的结构、功能及意义．中国心理卫生杂志．2008，22（4）：310–313.

［5］齐向华．辨证脉学：从"指下难明"到"脉证相应"［M］．2012.6：34.

浅谈系统辨证脉学的系统性与回溯性

王琪珺[1]，彭 伟[2]

1 山东中医药大学，山东济南 250014，
2 山东中医药大学附属医院，山东济南 250011

摘 要： "系统辨证脉学"是由山东省中医院齐向华教授所创立的具有独到见解、容纳多学科、涵盖多层面的全新脉学体系，本文将对其两个主要特点：系统性与回溯性作简要分析。

关键词： 系统辨证脉学；系统性；回溯性

"系统辨证脉学"是齐向华教授在融合古今脉学研究成果的基础上，遵循系统论的基本原理和基本规律，运用中医学、认知心理学、现代信息学和物理学的基本原理，形成的具有独到见解、容纳多学科、涵盖多层面的全新脉学体系。

"系统辨证脉学"体系揭示了脉象系统所包含的基本脉象要素的物理特性、认知方法及其要素、层次之间的关系，旨在为辨证施治提供不同层次的客观依据，其有两大重要的

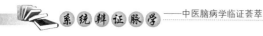

特点：系统性与回溯性。现试简要分析之。

1. 系统性

"系统辨证脉学"的一大特点就是引入了系统论的观点。所谓"系统"通常的定义是：由若干要素以一定结构形式联结构成的具有某种功能的有机整体。在这个定义中包括了系统、要素、结构、功能四个概念，表明了要素与要素、要素与系统、系统与环境三方面的关系。脉象即是一个系统。

系统论认为，整体性、关联性、等级结构性、动态平衡性、时序性等是所有系统的共同的基本特征，这些特点是本脉学体系都具备的。系统论的基本思想方法，就是把所研究和处理的对象，当作一个系统，分析系统的结构和功能，研究系统、要素、环境三者的相互关系和变动的规律性，并优化系统观点看问题，世界上任何事物都可以看成是一个系统。本脉学体系将复杂脉象系统分化成单一物理变量的脉象要素；强调脉象要素、层次、系统之间的联系；通过脉象要素、层次之间的联系，表征疾病的不同层次，如病因、病机、病位等不同系统，抽丝剥茧，环环相扣，进而形成"脉证相应"、"脉方相应"的治疗和调护体系。下面从以下几个方面简单谈谈自己的理解。

1.1 等级结构性

系统论认为事物内部存在层次性，各种层次之间密切联系。机体内部结构和功能存在着层次性，疾病也存在层次性，疾病的层次性通过脉象可以得到清晰地表征。本脉学体系将脉象分为脉象要素、脉象层次和脉象系统三个层次。脉象要素是通过手指单因素感觉所感受到的单因素物理信息，包括脉体、脉管壁、脉搏波和血流所表现的要素。脉象要素表示机体失衡的多个功能或结构的点或段，其多表征临床的某一症状和体征，一般不具备独立诊断功能。脉象层次是由脉象要素构成的，隶属于脉象系统的子系统，能够表示机体失衡的某一方面。每一个层次仅能诊断自身所代表层次的状况，其表征是临床症候，反映了疾病所处时间或空间的某一证，具有片面性，不能反映疾病的整体状态。脉象系统是由多个系统层次或要素相互联系、相互作用而构成的体系，用以表征人体体质、个性、心理状态等，是整个疾病的发生、发展、变化的内在机制的脉象信息集合。

脉象要素、脉象层次和脉象系统三者，经过脉诊过程之后，得出的结果分别是症状诊断、证候诊断和病机诊断，代表着临床辨证治疗的三个层次。临床过程中能够清晰地识别各种信息特征，并且理清其各个层次的关系和意义，就意味着完成了一次真正意义上的辨证论治。

1.2　整体性

系统论的核心思想是系统的整体观念，这也是中医的基础理论之一。脉象系统是一个整体，是由不同的要素组成的。脉象系统可以表征机体整体功能状态，能够反映一个具有完整意义上的人的概貌，包括生理状态、病理状态、心理状态及其之间的关系等体现机体功能状态的各个方面。

不仅如此，本脉学体系还将疾病的过程视为一个整体，

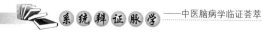

疾病的发生发展是一个整体过程，脉象系统可以准确无误地表征出疾病的病机，并以此为客观依据来指导中医的临床治疗，以达到机体功能状态的"整体最佳"。

1.3 关联性

系统论的联系性原理指出，系统的要素与要素、要素与系统、系统与环境之间的相互作用，是系统形成和维持其特定的属性、功能、行为的基础和根据。

脉象系统之间、脉象要素之间及二者之间都是有关联性的。脉象要素构成脉象层次，脉象层次构成脉象系统，脉象系统依赖脉象层次和脉象要素而存在；脉象系统对脉象层次和要素有支配作用；脉象要素对脉象系统具有反作用。一个具体脉象要素的显现都是以整体脉象为背景，没有背景做衬托和对比，孤立的脉象要素是没有意义的；疾病过程中各种特定的脉象要素之间相互作用，只有在这种相互作用的过程中，才能够发现和确定各个要素所表征的临床意义；脉象要素之间存在着制约、演化等关系。中医脉学正是从脉象要素的相互作用中分析并判断出疾病的发生和发展规律。

1.4 动态平衡性

脉象系统表征机体的固有属性及功能状态，是对机体生命或疾病过程的整体表达，过程中虽有多种变化，但是过程的整体状态却总是维持在某一种水平。脉象系统能够体现邪正斗争的基本特征，脉象系统对机体整体功能状态的表达可以从宏观上很好地反映机体正气和邪气的存在状态，及二者之间的共存状况，为临床选择及时有效的治疗措施提供客观依据。

1.5 时序性

时序性就是指事物发展的时间顺序，宇宙间的任何事物都是功能、时间和空间结构的统一体。人体也是这样，中医学已经认识到人体的生理不仅是一个生生不息的"过程流"，其病理过程也是在禀赋的体质、个性因素基础之下，在各种境遇因素、内环境失调的相互作用下，产生出的病理变化过程，进而最后导致疾病发生，因此疾病也是一个生命"过程流"。脉象特征能够反映出人体内部的所有信息，从先天固有，到后天形成并固定的和目前活跃存在的各方面的功能和结构特点无所不容，在这样一个庞杂的信息系统中，存在着严密的时间序列性，脉诊过程中分清脉象的特征所出现时序性，才能分析清楚这些脉象特征所代表的机体内部变化的因果关系。

系统论要求我们在认识事物或现象时，关注的要点不仅在于事物或现象的组成要素，更重要的还在于组成要素之间的动态作用和内在规律性。脉象作为机体状态的外在表征，其功能就是机体信息的集合，是一个完整的信息系统。因此，在分析脉象及脉象要素时要注意运用系统的原则。

2. 回溯性

2.1 识脉的回溯性

本脉学体系的另一大亮点便是引入了"认知心理学"知识。每一次脉诊都是一次完整的心理认知过程，这个过程中

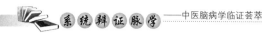
包括了脉象的知觉、注意、记忆、表象、概念和推理等步骤。

脉诊的学习过程要回溯到人体的感觉本源。学习脉诊技术不是通过简单的学习语言文字就能练就，对脉象的认知首先应该回到人体感觉认知功能的起点，开发体察脉象的功能，通过训练手指的单一感觉通道，感知不同的脉象要素，形成对脉象要素的"短时记忆"，在此基础上在大脑中形成对脉象的"情景记忆系统"，即以往的脉诊知识与经验，这是需要长时间的练习才能形成的。

识脉的过程既是对感觉本源的回溯又是对"长时记忆"的回溯。一次完整的脉诊心理认知过程需要回溯到人体感觉的本源，更要回溯到大脑中存在的长时记忆。

2.2 对疾病的回溯

对于疾病的概念，西医学认为疾病是机体在一定的病因作用下所发生的损伤与抗损伤斗争的过程，表现为一系列机能、代谢和形态结构的变化，使机体与外界环境之间的协调发生障碍，因而表现出一系列的症状和体征。西医对疾病的认识主要强调的是病理过程，本脉学体系认为疾病是一个完整的过程，包括疾病的发生、发展、传变及其转归。要全面客观地认识疾病，就要理清疾病发生、发展及其内部各个环节的脉络。

脉诊可以辨识人体的体质、心理状态及疾病的病因、病机、病位、症状、疾病的性质和疾病发展的趋向等，即可以辨识整个疾病的过程。脉诊过程中，医者根据患者当前脉象特征所表征的意义进行推理，判断、分析疾病的病因、病机发展和疾病结果，即通过脉诊达到对整个疾病过程的回溯。

　　在学习"系统辨证脉学"时把握好其系统性与回溯性这两个基本原则，可以帮助大家更好地理解本脉学体系。只有从一个较高的层面回望整个系统才能对整体有所掌握，系统性和回溯性从时空功能结构这几大方面说明了这个问题，需要引起我们的重视。

参考文献

［1］齐向华．辨证脉学［M］．中国中医药出版社，2012．

系统辨证脉学之升降出入初探

刘丽丽[1]，齐向华[2]

1 山东中医药大学，山东济南 250014；
2 山东中医药大学附属医院，山东济南 250011

摘　要：本文拟通过齐教授系统辨证脉学对气机的描述，归纳总结气机升降出入失常的脉象要素特点。以求通过脉象要素特点，准确把握气机失常的状态、部位，指导遣方用药，更好地服务临床。

关键词：气机；升降出入；脉象

脉诊，作为中国传统医学四诊之一，有着悠久的历史。《内经》中已经有了关于脉诊的记载。后代医家又不断地研修脉法，脉学已经逐步发展成为一门独立的学科。现代，金氏脉学、许氏脉学、寿氏心理脉学等多种脉法各放异彩。脉学领域出现百家争鸣、百花齐放，更是推动和促进脉学发展。齐向华教授根据现代系统科学的理论方法所创"系统辨证脉学"从新的视角探讨和阐明脉的系统特性和规律。系统辨证脉学对气机失调的状态有着传统脉学不可比拟的优势，针对初学者对传统 28 种脉象难以分辨的现状，运用现代几何学和流体力学等基本原理，得出 13 类脉象信息及 25 对脉象要素，使气机失常的状态、部位分析得更加明确。

1. 升降出入的概念

升降出入是气运动的基本形式[1]。升，是指气自下而上的运行；降，是指气自上而下的运行；出，是指气由内向外的运行；入，是指气自外向内的运行。

2. 升降出入的意义

"是以升降出入，无器不有。"指明了气的运动（即升降出入等）具有普遍性。气运行不息推动和调控人体内的新陈代谢，维系着人体生命的进程。气机的升降出入，对于人体的生命活动至关重要。肺气宣发，向上向外布散气与津液，肺气肃降，向下向内布散气与津液。脾胃的升清降浊完成饮食水谷的消化和精微的吸收转输，并维持脏器的稳定。五脏六腑正常的生理活动，精气血津液的运行输布，经络之气的运行，人与自然界相适应都离不开气的升降出入。"出入废则神机化灭，升降息则气立孤危。故非出入则无以生长壮老已；非升降，则无以生长化收藏。"

3. 气运行失常

当气的升降出入失常就会出现气滞、气逆、气陷、气脱

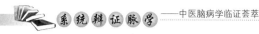

或气闭等气机失调的病理变化。气滞，是指机体局部气的流通不畅，淤滞不通的病理状态；气逆，是指气升之太过或降之不及，以脏腑之气逆上为特征的病理状态；气陷，是指气的上升不足或下降太过，以气虚升举无力而清阳下陷，或者性情急惰，气机不能振奋上行而沉积于下，抑或是由于思慕异性，房劳过度导致气机运行倾陷于下的病理状态；气闭，是指气机闭阻，外出障碍以致清窍闭塞的病理状态；气脱，是指气不内守，大量向外亡失以致生命机能突然衰竭的病理状态。

4. 气的升降出入失常的脉象特点[2]

"脉之动者，阴阳气血升降出入也。"气的升降出入失常会导致气血运行失常，能很好地从脉象上显示出来。气为血之帅，气能推动血液运行，气的升降出入失常则血液在脉管中不能正常运行。血液运行失常，脉搏波也会随之变化，整体脉象亦出现相应的失常的特点。

4.1 气滞脉象

气机运行不畅，血管壁搏动时，谐振波频率高而且杂乱，表现为"动"的脉象特点。气滞不通，血液瘀阻，血行不利，脉象表现为"涩、短、浊"。如若气滞少动，郁于内而不彰于外，脉现"沉"象。

气滞日久化火化热，表现为"热"象。气郁化火灼伤阴液，血内容物密度增加，质地稠厚，手下则有"稠"的感觉。气机不畅导致水液代谢失常，痰湿水液内停，为痰为饮，表现为"滑"的脉象要素。

气滞易发生在肝、脾胃、肺和经络。肝主疏泄，肝气郁结，肝郁气滞，临床易见到四肢厥冷、项背肌肉紧张、肿胀、口腔溃疡等。右关涩滞、缓、沉。肺气壅滞，胸部胀闷，右寸涩滞、缓、沉。脾胃气滞，饮食水谷不能正常受纳腐熟，水液不能正常输布，则易出现腹胀、便溏、食欲不振、水肿等。脉象表现为右关涩滞、动、缓、沉。

4.2 气逆脉象

气机逆上，升之太过，带动血液上窜，身体下部血液不足，表现为"寸粗尺细"的脉象特点。气逆壅塞，机体上部生热化火，下部阳气不足，出现"寸热尺寒"的脉象特点。气血逆上，上部脉管压力增强，下部气血相对不足，则有"寸强尺弱"的特点。

气逆于上，裹挟痰热上窜或横克，脉显现出"滑"象。气上冲逆，血随气涌，血液振荡前进模式失衡，血流加快，表现为血流"进多退少、上、疾"。

气逆易发生在肺、肝和胃。肺气宣降的生理特性，肺气的宣发肃降维持肺的呼吸和行水功能。肺气宣发失常，肺气升之太过，易致咳喘。肺气逆可见右寸脉粗、热、强，右尺弱、寒。肝的生理特性有主升主动，肝气向上升动和向外发散来调畅气机，肝气肝阳常有余，肝阳易亢致肝气逆于上，表现为头晕头痛等临床特点。脉象上表现为左寸脉粗、强、热，左尺弱寒。肝气犯胃可见右关脉粗，肝木客脾则右尺脉粗。胃有主通降的生理特性，胃气的向下通降运动来下传水

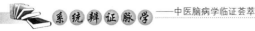

谷及糟粕。如胃气上逆，胃拒纳食物，胃脘胀满，为呕吐、恶心、嗳气。糟粕不能及时下移，大便秘结。右关脉易出现粗，动特点。

4.3 气陷脉象

气机升之不足降至于身体下部，上部气血不足下部气血淤积，则"寸细尺粗、寸弱尺强、寸寒尺热"。脉向近心端移位，表现为"下"的脉象要素。气机下陷，推动血液振荡式前进的状态改变，血液"进少退多"，尺脉搏动"动"跃不稳。气机下陷易导致气血夹湿浊或湿热下溜，身体下部局部的热盛肉腐，痰浊化生而脉为"滑、热"象。

4.4 气闭脉象

气的出入通行受阻，闭塞不畅，不能外出肌表则脉"沉"，郁闭于内则脉重压则"强"。血液受阻运行不畅，脉象"进少退多、来急去急、短"。

气机闭阻，产生痰浊、瘀血，脉象在气闭脉象的基础上又有相应部位脉"涩、凸"。神机不能随气达于外而内闭则脉"浊"。

4.5 气脱脉象

正气不能内守而外逸脱失，气脱鼓动脉道不利，脉现"弱、细"。气脱外散不能内敛则"散、浮"。气脱至极，气不接续，出现心律不齐，脉则"结代"。晚期气脱，无力鼓动外出，阳气亡失，脏腑功能衰竭，脉"沉、迟"。

气脱时病已危重，病情变化迅速，常见气机脏腑衰竭情况，神志意识都有改变。

5. 小结

"气机逆而形诸病。"气的升降出入失常常常易导致人体各种疾病。"气机微有不和，故可移精变气。"气的升降出入微有变化，脉象上用相应的显示变化。气的升降出入失常通常表现为五种病理状态，这五种状态，往往在脉象上各有不同，但是有时易混杂，运用系统脉学的二十五对脉象要素，将脉象用物理学进行全方位、多角度、立体化描述，更能准确地把握气机失常的状态，指导用药诊疗。

参考文献

［1］孙广仁.中医基础理论［M］.北京：中国中医药出版社，2007：7－77.

［2］齐向华.辨证脉学：从"指下难明"到"脉证相应"［M］.北京：中国中医药出版社，2012：341－349.

从系统辨证脉学与王孟英医案
角度析要素之"枯"

吕玉婷[1]，齐向华[2]

1 山东中医药大学，山东济南 250014；
2 山东中医药大学附属医院，山东济南 250011

摘 要： 本文意在找到系统辨证脉学的脉象要素与古代脉象之间的契合点。

关键字： 枯；系统辨证脉学

1. 系统辨证脉学之要素"枯"的定义

系统辨证脉学所指之枯，是指运用手指的精细触觉获得的，由于脉内容物量的减少而出现的以脉内干枯为特征的脉象，与血液的含量关系密切。可见于整体脉象，亦可见于局部脉象。

2. 系统辨证脉学之要素"枯"的意义

2.1 辨阴虚与否

气血阴阳为人一身之根本，临证断明气血阴阳的盛衰，对于遣方用药至关重要。阴液不足则五脏六腑失其濡养润泽，证候变化多端。诚如《医灯续焰》所说："况体为阴液，多则滑利，少则枯涩，理势之必然者。"阴液不足，则脉道亦失去其濡养润泽作用，如枯水期的大河，河床干涸不充。

2.2　辨体液是否充足

现代医学认为，人体含有大量的水分，约占体重的60%。体液乃是人体新陈代谢的场所，人体一系列复杂的生物物理和生物化学的反应均借助于体液完成。故判断体液充足与否于中医、西医均有重要的临床意义。齐向华教授认为，体液充足则脉体滑润；体液不足，缺水的患者则表现脉体干枯，尤其以左尺脉明显。若整体见枯脉代表津液不足，体内水分减少，润养失职，脏腑组织干枯则脉枯。局部见枯脉，肺津不足可见右寸脉枯；胃津不足可见右关脉枯；膀胱津液不足可见左尺脉枯；大肠津液不足可见右尺脉枯。往往均与细脉相兼见。

3.　"枯"形成的原因

3.1　体质与枯脉

"治病之要，首当察人体质之阴阳强弱。"一个人的体质是指单个个体不同于他人的，独一无二的脏腑、组织、气血、阴阳的盈亏偏颇的素质特征。早在《黄帝内经》中即已提出五行人学说，导师在研究脉诊的基础上，提出应将脉象诊断作为判断五行人的依据，并总结出五行人的脉象特点。枯脉多见于木形人，木形之人，阴液不足，脏腑组织失于滋

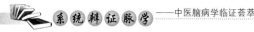

润、荣养，则脉枯，体内水分相对缺乏，脉道充盈不足，则脉管相对较细。木形人的体质特点：脉枯、细。具体分部而言：肾阴不足，则左尺脉枯、细；胃阴不足，则常见右关脉枯、细；肺阴不足则见右寸脉枯、细；肝阴不足则见左关脉枯、细。

3.2　外邪侵扰与枯脉

与形成枯脉有关的外邪，主要涉及火邪、燥邪与暑邪。暑邪致病，具有火热之性，性升散，易伤津耗气，致病易携带湿邪。感受暑邪的脉象要素：左尺脉枯，右尺脉动。感受燥邪的脉象要素：涩，枯。《素问·阴阳应象大论》曰："燥胜则干。"代表津液不足，血脉失养，尤其容易出现在左尺脉，重则出现在整体脉象中。与上两者不同，感受火热之邪的直接局部脉象要素为热、粗、滑。火热之邪无法祛除，以致迫津外泄、大量汗出、火热伤阴等，最终演化为枯的脉象要素。其代表体内津液不足，血液中水分含量减少而浓缩，润泽性降低。

枯脉亦见于其他疾病后期演化而来，往往和细脉并见，是由于阴津不足，体内水分减少，血液浓缩，循环血量减少，不能充盈血脉，血管收缩而致。如气滞血瘀日久，瘀血不去，新血不生，机体和脉道失去荣润，则脉枯。

3.3　水液补给与枯脉

导师多年临床发现，当人们每日饮水量少，或给予意识不清的患者静脉补充的液体量过少时，左尺脉会出现"枯"的脉象特征，其他原因导致的脱水也是如此，可能是进水量少，体内缺水，津液不足，肾阴亏虚所致。故常用脉象的干枯和滑润与否指导患者饮水量的多少和液体输入量的多少。

3.4 情志内伤

惊恐所伤，可演化为枯脉。因时时惊怖，阴津、心血暗耗，则脉象变枯。

4. "枯"之现代应用

4.1 指导临床用药

如前所述，可指导意识不清、禁食、中风康复或者危重患者的补液量及利尿剂的使用。若患者为枯脉，则提示体内阴津的亏少，则加大液体量或者减少甚至停止利尿剂的使用。中药则应加用滋阴的石斛、麦冬、沙参等。

4.2 指导饮食调护

枯脉若表征患者素体阴液不足，则指导患者平素多食补养津液的食物如薏苡仁、麦冬、百合、沙参等代茶饮、稀粥、多汁水果，少食饼类等面食。

5. 王孟英医案类似脉象的描述

脉象的枯润在古代医家中很少提及，仅在王孟英医案中有脉干的描述："顾听泉体丰色白，平昔多痰，晨起必喘逆，饱食稍安，颇有气虚之象。自服疏解未效，孟英诊之，左关弦，寸滑如珠，尺细而干，舌尖甚绛。乃真阴素亏，水不涵木，风阳内炽，搏液成痰，谋虑操持，心阳太扰，肺金受烁，治节不伸。苔虽白而已干，热虽微而晴赤，忌投温燥，

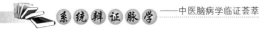

宜予轻清。"此外，王孟英医案中对大多数病案的脉象描述甚为详细，临证辨证施治时善用滋阴清润的药物，如二至、二冬、西洋参、三甲、元参等，以药推证，以药析脉，医案所载尺中乱、芤、软、虚、涩等涵盖了枯的脉象成分，可见王孟英临证中注意到许多病案有津亏阴少的病机存在。如以下一则案例可有体现：

金禄卿妻患温，顾听泉连进轻清凉解而病不减，气逆无味，咳吐黏痰，舌绛咽干，耳聋谵语。旬日外孟英诊之。曰：体瘦脉细数，尺中更乱。竟是阴气先伤，阳气独发，所谓伤寒偏死下虚人。再四研诘，乃知发热前一日陡然带下如崩，是真液早经漏泄矣，否则药治不讹，胡勿燎原益炽。痉厥之变不须旋踵。勉以西洋参、生地、二冬、二至、元参、犀角、黄连、鸡子黄、知母为方，另用石斛、龟板、鳖甲各四两。佐牡蛎一斤。煮汤代水煎药。王孟英辨病机实为阴气先伤，并且在患者家属那得到佐证"发热前一日陡然带下如崩"，于是方中乃用大剂滋养阴液的药物，如西洋参、生地、二冬、二至、元参、石斛、龟板、鳖甲、鸡子黄、知母，由此可推断脉象"尺中更乱"对应了"阴气先伤"，且"尺中更乱"这一程度可推测病情发展为"痉厥之变不须旋踵"。果不出王孟英预料，后患者改方服用温补药后四肢抽搐，发为痉厥而死。

由此病案可知，王孟英可由脉辨证，由脉预知病情发展，脉诊水平已炉火纯青，但由于古代与现代的文字意义有较大出入，且古人对脉象描述有"意之所在，不言而会"的特点，使得很多脉象描述具有复合意义。

由此病案我们受到启发，我们在阅读古代典籍时需要分解脉象，古今结合，找到二者的契合点，不断深化对脉象的理解。

举例运用系统辨证脉学回溯
疾病演变脉络

宋晓宾

山东中医药大学，山东济南 250355

摘　要：脉诊是医者获知人体与自然、人体本身气血阴阳功能活动以及疾病之间相关联的一个通道，同时，脉诊并非固定不变的呆板模式，而是可以涵盖一个个体体质、个性、生活境遇、情绪过程的综合体，是判断一个人时间与空间形体与功能的方法，因此，有必要学习脉诊回溯疾病演变脉络的思维，还原病人得病的过程，从而达到祛病、养生的目的。

关键词：脉诊；系统；回溯；演变脉络

运用中医的望、闻、问、切四诊技巧，尤其是切诊来回溯疾病整个发展脉络，笔者认为这是临床大夫要真真切切下功夫的地方。

1. 脉象特点

1.1 通过脉诊可获取人与自然整体的联系

概括而言，人与自然的整体联系体现在时间和空间两方面，时间上，自然界是春夏秋冬四季更替，机体内环境同样与自然进行着相同的节奏，脉诊就是获取人与自然这种同步节奏的工具，故《内经》称为"脉应四时"说。同时，在《素问》中明确提出人体与自然节奏的恒变观，即"未至而至，至而不至，至而不去，至而太过"的节奏，人体若能与自然同步，则四季安康，若不及或太过，就会在个人体质和个性基础上派生出千姿百态的疾病，让当今临床大夫眼花缭乱，让中西大夫忙得不亦乐乎。遗憾的是，没有人潜下心来去回溯患疾病的"人"与自然之间的整体关系。在此，脉诊是一个捷径，至于为什么稍后讲解。同样，在空间上，不同地域，环境的差异，导致了不同人群的体质差异，正如《内经》里所言"天倾西北，地陷东南"，北方多干燥、凛冽，脉象上多刚劲；南方多潮湿、温和，脉象上多柔和细软等[1]。因此，脉象犹如一扇窗户，让我们认识到机体与自然在时空上的恒常与变异。

1.2 通过脉诊获得人的整体功能状态

我们大夫面对的疾病千姿百态，同样，千姿百态的疾病背后的人也是形形色色，在临床中如何去繁就简，提纲挈领，在最短时间内把握疾病的演变动态是一种一辈子需要下的功夫。首先，脉诊就是一把钥匙，可以获得人体整体功能

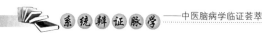

状态；其次，脉诊还能提取相应的疾病定位、定性、演变信息。历代以来，各个名医对此均有发挥，古有《素问·脉要精微论》关于脉与病位对应的理解，中有《难经》、王叔和的寸口定位，后有《濒湖脉学》的发挥，将脉诊对疾病的预测和发展及定位演绎得生动活泼。

1.3 通过脉诊可获得疾病之间相关性

脉诊的主要功能就是对疾病的反应性及对疾病的回溯性。清代周学海说："病证未形，血气先乱，则脉在病先，诊脉而可以预知将来必患某病也。……脉象已定，故可据脉以决病也。"可见，疾病形成前后均可以从脉象上甄别出来，这是脉诊为什么可以回溯疾病发生发展历程的原因。

2. 脉诊心理的应用

在谈到脉诊可以回溯疾病发展历程话题时，不得不谈谈"脉诊心理"这个新词汇。

脉诊是一门专项技术，需要经过正确的教授、反复练习，建立起脉诊的感觉、认知、思维等一系列完整的心理过程，才能真正掌握它。当前，大学脉诊教学模式仍以理论传授为主，练习者只是建立起脉诊学习的"语义记忆系统"，而非真正能够指导操作实践的"情景记忆系统"，理论教学远远脱节于临床实践，使得学习者长期徘徊在"心中易了，指下难明"的境地。因此，要想真正看懂疾病，学会脉诊，首先得建立"脉诊心理"的思维模式，我引用齐教授《系统辨证脉学培训教程》中的原话，"脉诊心理"是指脉诊过程中，医者在提取、辨识和分析归纳脉象特征时的一系列心理活动。每次脉诊都是一次完整意义上的心理认知过程，这一过程分为两个阶段：一是对脉象特征的识别；二是对所提取的脉象特征的时间、空间之间的联系及其表征意义进行分析。这两个阶段频繁交替互换，并与人的记忆系统相比照，最终判断出疾病的病因、病位、当前状态、预后转归等，连缀起来就是一条动态的过程线索[2]。刚刚我分析了当前脉诊教学还是停留在文字传授上，没有身体力行传授给大家"情景式记忆"即图景式认识，我在前几个月时间里与各位同道朋友学习了系统辨证脉学中的核心——脉象要素，共计 25 对。每对脉象要素都是单一的物理因素，直观形象，由传统复合脉象打乱顺序重新排列而形成，医者需要做的第一步工作，就是运用指目的各种感受器（温度觉、位置觉、图形觉、振动觉、运动觉等等）撷取脉中各个信息，在脑海中形成多维的角度，即是我刚刚讲的图景式认识。第二步工作就是运用脉象要素与脉象要素之间的时空关系进行分析、甄别、判断，归纳出脉象所代表的辨证意义，从而开始回溯疾病发生的各种病因（具体包含显性病因、潜在病因、始动病因、持续病因）、疾病定位、疾病特性、当前证候、治疗指导、预后转归等一系列发展。

3. 举例运用

门诊跟师学习，临近结束，来了位青年男性患者，身材中等，体态匀称，肌肉松软，土形体质，语声和缓，以"入睡困难半年，加重半月"为主诉就诊，偶伴有胸闷，纳可，二便尚调，余无明显不适，唯有平素易思虑，做事谨慎，遇事容易犹豫不决，偶有郁闷之事烦扰。望其舌，舌体略胖，舌苔薄白，按其脉，左手脉整体缓、细，局部脉象：寸外曲、细如线，关浮、软、来缓去缓、沉取无力稍细，尺内曲、偏沉、细、有力、稍敛缩；右手脉整体缓、浮取柔、沉取细、敛，局部脉象：寸关浮、涩、敛，寸热，关敛、拘紧，尺稍沉、拘涩明显、敛、紧、进少退多、来缓去急，尤其尺脉沉取脉管清晰，挺然指下，拘紧挛缩感应于笔者心中。

综合望诊、舌诊，可以判断此人大概体质、个性为土形体质、土形兼木形个性，参照脉诊所得，第一步，运用我上面所讲的"脉诊心理"，运用我的指目皮肤各种感觉（此例我依次运用了位置觉、振动觉、图形觉、温度觉等感觉通道）探索两手六部脉象特征，按照先整体后局部，先浮取再中取、沉取次序依次推按感受。注意，我每次运用手指感觉时都是单一开放一种感觉通道，比如我体会位置觉，其他通道暂时屏蔽（平时练习辨证脉学时需要注意这一点）。依次将患者脉象中的各个信息，映射到脑海中，而且我从体质、个性、当前情绪状态、将来发展趋势多个维度理解我摸到的这些信息，不断快速整合，形成"图景式认识"。然后第二步工作就是开始用我所掌握的脉象要素特点、脉象要素之间联系、脉象要素代表的机体体质及个性特点进行分析归纳，最终得出结论：两手脉整体和缓、较柔和，代表此人属于土形体质和个性，肌肉松软（印证前面望诊所得），个性和缓，易容忍，遇事退让，不敢或不愿争取等，脉细而有力代表此人体质充实，非皮肉筋骨形体之病，从当前状态考虑，该人做事做人谨慎、个性多思虑，左寸外曲，脉细如线印证此人思虑、挂念较重，左关脉浮取软、来缓去缓，沉取无力稍细，代表此人做事不果敢，遇事犹豫不决，肝气不足，肝主血，血舍魂，肝弱则魂摇，不得安于其舍，当寐不寐，当寤不寤，是以容易出现夜寐难安，白昼精力不济之证；两尺脉偏沉、敛缩、细，尤其右尺脉拘涩明显、敛、紧、来缓去急、脉管轴向伸缩角度上缩大于伸展，此脉代表了较早年间的痕迹，注意，此脉位置为尺脉，代表的意义是早年，距离当前时间稍久远，并根据我所掌握辨证脉学中脉象要素所代表的辨证意义进行判断，此人童年心中有畏惧之心，或家教严格，自己经常受到惊吓、害怕、担心的情绪，并一直潜藏于潜意识里，随着岁月流转，自己步入而立之年，因童年所承受的畏惧、害怕、担心等情绪一直担当着持续病因的角色，推动着事件（失眠）的发展，综合各个信息，我最终得出结论：此人平素性格温和，不喜欢或不敢争抢，易容忍，生闷气，不愿或不敢发泄，半年前因同事之间摩擦或生活事件导致内心郁闷，不得发泄，成为始动病因，受气后一直隐忍不发，为人做事又谨慎，小心，畏惧，犹豫不决，成为隐性病因，早年的因家教严格养成的小心、谨慎、害怕、担心性格成为持续病因，致使失眠维持，不易入睡，睡后易醒等症，时间既久，肝气不足，魂不安于舍，夜寐多梦，白昼无

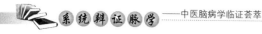

神，众位同道想必皆知张景岳解释王冰的名句：卧则魂归于肝，神静而能寐；昼则神用事，归于心。大意是这样的，具体记不清了。诊断明确后就可以指导遣方用药了，当处以解思除虑、疏肝解郁、强志安神之剂，用药针对其始动病因和持续病因，预后当知可愈。

综上所述，疾病发生、发展的脉络当具备以下四条：一是其既往不良境遇；二是其个性特点；三是诱导因素；四是当前疾病状态。就是我前面所讲的显性病因、隐性病因、始动病因和持续病因，最终形成机体的疾病状态，摆在我们面前，形形色色，或者是心脑血管疾病，或者是脾胃疾病，或者是风湿性疾病，或者是呼吸系统疾病，甚或是肿瘤等，不一而足，但疾病都是有其发生、发展的一条隐性的清晰脉络，认出来了，并干预了，你就懂得中医了；认出来了，不懂得干预，需要继续深造；认不出来，妄加评判干预，动辄诊断为肝肾亏虚，心神邪扰等等，还自认为天下最牛，无异于孟浪之医，荼毒生灵而不自知。

参考文献

［1］齐向华．辨证脉学：从"指下难明"到"脉证相应"
　　［M］．中国中医药出版社，2012，6：45.

［2］齐向华．系统辨证脉学培训教程［M］．人民军医出版
　　社，2013，4：34.

系统辨证脉学中"脉稀"与"病证"的相关性

李京凯[1]，齐向华[2]

1 山东中医药大学，山东济南 250014；
2 山东中医药大学附属医院，山东济南 250011

摘　要：通过对系统辨证脉学中脉象要素"稀"的研究，探讨"脉稀"与"病证"的相关性。

关键词：系统辨证脉学；脉稀；脉象要素；脉象系统

系统辨证脉学是齐向华教授以中医脉象研究为主体，运用系统论的原理研究脉象这一复杂的信息集合体，从病因、病机、个体和体质、脉方相应等方面对系统辨证脉学理论进行阐述和总结，创建的全新的中医脉学体系。系统辨证脉学将脉中所包含的信息分为 13 类，这些脉象信息分别来自于脉体、脉管壁、脉搏波和血流，进一步分化出 25 对脉象要素，而其中"稀"属于血流要素的范畴。

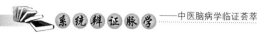

1. 脉象要素"稀"的概述

稀主精血亏虚。人体气血亏虚、肾精不足，无力化生血液，则脉稀。"金氏脉学"称各种原因的贫血脉象为"滑薄"[1]。齐向华教授认为这是由于血液中有形成分减少，血液质地稀薄。现代研究发现，稀的程度与血液内有形成分的多少有关，血液有形成分和溶质减少，血液浓度降低则稀。综上所述，稀是指脉管内的血液浓度，脉稀是血液质地稀薄的指下感觉，主要见于整体脉象。脉稀可见于外寒里饮证、阴盛、水湿泛滥、气血阴阳不同程度的虚证等。

2. 稀的相关病证

2.1 外寒里饮证

《伤寒论》中小青龙汤证的病机是外有风寒束表，内有水饮停聚。二者之间是密切联系的一个整体，风寒袭表，伤及机体的阳气，阳气不化水液，水液停聚成饮储于肺中；水饮不化，阻碍阳气的运行，阳气不达于表，则易于招致外寒的侵袭，形成外寒里饮证[2]。小青龙汤证的系统辨证脉象充分体现出了病机的完整概貌。

辨证脉象系统：寸、关部寒、稀、滑，整体脉刚、敛、寒[1]。

水饮停聚于机体的上焦，上焦阳气不足则显示寸、关脉寒、稀、滑，方中的干姜、半夏、五味子温肺化饮，治疗寒、稀、滑要素所对应的病机层面。

2.2 阴盛

阴偏胜指在疾病过程中机体所呈现出的阴气病理性偏盛，性质为阴盛而阳未虚（或虚损不甚）的实寒病证[2]。阴气的病理性偏胜以机体的寒、静、湿为特点，阴盛病机常出现阴寒内盛，血脉凝涩以及痰湿、水饮潴留等病理演化。阴偏胜，阳气受损，温煦机体的功能不足，则血液寒凉；阴、阳之寒邪偏盛，阳气不足，温化水津不利，水湿停聚化痰生饮则脉滑。气偏胜都可以导致脉滑，但阴偏胜的脉滑往往脉兼有稀象，这是由于血液中水分含量的多少不同所致。

演化脉象特征：滑、涩、凹。此时的稀象是阴盛引起脉滑后兼有的稀象。

2.3 水湿泛滥

水湿泛滥是指体内水液输布、排泄失常所引起的水液潴留的病理变化。凡外感六淫，内伤脏腑皆可导致水湿泛滥的发生。水液潴留，阴邪为患，易于阻滞气机，困遏阳气。湿邪为患，停聚体内，血液被稀释，质地变稀。水湿泛滥的突出脉象特征为稀并动脉壁与周围组织界限"模糊"。

整体脉象特征：沉、浮、稀。

2.4 气血阴阳不同层面的虚证

气虚，指一身之气不足及其功能低下的病理状态。气虚则人体气机生化不荣，鼓动血液运行无力，导致气滞血瘀；气虚运化水液不利，则湿聚水停痰凝而变生多种疾患。局部脉象要素浮、散、粗、薄、柔、细、沉[1]。气虚运化水液功能障碍，水液代谢不利，蓄积体内则脉道内容物变稀变滑。

血虚是指血液量的不足或濡养功能减退的一种病理状态。血虚分为两种，一种是急性的大量失血，另一种是慢性阴血损耗以及由此产生的其滋润濡养功能的减退。"血为气之母"，血虚不能生气，可兼见气虚征象；"阳在外，阴之守也"，血能载气，阴血不足，对阳气涵养不能，可见阳气浮越在外之征。整体脉象要素细、稀、刚、弱、沉。在脉象系统中血虚的突出脉象特征为"稀而细"[1]。

阴虚证也叫虚热证，阳虚证也叫虚寒证，肾为人体阴阳之根本，当阴阳虚日久，或久病，会耗伤肾阴肾阳而致肾阴不足或肾阳不足之证，即真阴不足、真阳不足[2]。真阴不足病机之下含有元阴和元阳不足两个层面。脉象系统为稀、细、弱、滑、薄。脉象要素中"稀"表征精气亏虚，血液中的精微物质减少。治疗上"稀"、"细"甚者重用熟地、枸杞、川牛膝、龟板胶等品，峻补精髓，培补真阴。

3. 结语

系统辨证脉学中脉稀只是脉体要素中的其中一个，但脉稀可以出现在多个证中。在辨证脉学系统中对每一种脉象要素都表述得非常直观，脉稀可见于外寒里饮证、阴盛、水湿泛滥、气血阴阳不同程度的虚证。分清脉象要素、脉象层次、脉象系统，结合敏感的指感，可以敏锐地察觉到相应的脉象特征。更好地指导临床辨证，做到脉证相应、脉方相应进而突破指下难明的瓶颈。

参考文献

［1］齐向华．辨证脉学：从"指下难明"到"脉证相应"
　　［M］．中国中医药出版社，2012：180－213.

［2］周仲瑛．中医内科学［M］．中国中医药出版社，
　　2007：101－307.

半夏厚朴汤脉证分析

赵　悦[1]，齐向华[2]

1 山东中医药大学，山东济南 250014；
2 山东中医药大学附属医院，山东济南 250011

摘　要：半夏厚朴汤是临床常用方剂，常用来治疗梅核气即西医所讲的慢性咽炎。其病机一直被定格于"肝郁气滞"，该文将从心理学、脉学等新的视角来挖掘其真正的病机，还原半夏厚朴汤本真。

关键词：半夏厚朴汤；病机；脉象

半夏厚朴汤对于学中医的人来说并不陌生，本方出自《金匮要略·妇人杂病脉证并治》。原文曰："妇人咽中如有炙脔，半夏厚朴汤主之。"组成：半夏一升、厚朴三两、茯苓四两、生姜五两、苏叶二两。功效：行气散结，降逆化痰。主治：梅核气。咽中如有物阻，咯吐不出，吞咽不下，胸膈满闷，或咳或呕，舌苔白润或白滑。

1. 医家注解

后世医家又对此句原文的机理做出了解释。《高注金匮要略·妇人杂病脉证并治第二十二》："妇人心境逼窄，凡忧思愤懑，则气郁于胸分而不散。故咽中如有炙脔，嗳之不得出，咽之不得下者，留气之上塞横据，而不降不散之候也。故以降逆之半夏为君，佐以开郁之厚朴。宣郁之生姜，加渗湿之茯苓，以去郁气之依辅，散邪之苏叶，以去郁气之勾结。则下降旁散，而留气无所容矣。"《医宗金鉴》："咽中如有炙脔，谓咽中有痰涎，如同炙脔，咯之不出，咽之不下者，即今之梅核气病也。此病得于七情郁气，凝涎而生。故用半夏、厚朴、生姜，辛以散结，苦以降逆；茯苓佐半夏，以利饮行涎；紫苏芳香，以宣通郁气，俾气舒涎去，病自愈矣。此证男人亦有，不独妇人也。"

2. 阐论病机

2.1 推陈出新

后人根据该方的主治症状，多认为病机是因情志不遂，肝气郁结，肺胃失于宣降，津液不布，聚而为痰，痰气相搏，结于咽喉。目前对情志病的治疗上，或多或少地形成了唯有"疏肝解郁"的路子，这种错误的思维定式制约了情志疾病研究的发展。肝气郁结的主治是以入肝经为主的柴胡系列方剂，而本方的君药是半夏、厚朴，主要入脾经，都不是入肝经治疗肝经病变的主药，都不具有疏肝理气的作用[1]。

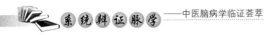

山东省中医院脑病科知名专家齐向华教授经过多年的临床探讨发现，半夏厚朴汤主治的病因病机是思虑过度，气机结滞。思虑过度则意舍不宁，土气凝结，肝木乘之。因此其真正原始病机是思虑过度而非肝气郁结。目前对情志病的治疗上，或多或少地形成了唯有"疏肝解郁"的路子，这种错误的思维定式制约了情志疾病研究的发展。半夏厚朴汤虽主治梅核气，但其辛苦调气散结，开气之郁结，能直接针对思虑过度的原发病机，是为治疗思虑过度状态之气结的针对性方剂。由于该方主要对思虑过程能够起到干预作用，因此有时对肝郁具有治疗作用，但不能因此就将其主要的功效进行篡改。

2.2 心理剖析

齐教授近年来对情志性疾病进行研究发现，虽然中医学中对情志因素致病的认识很早并且很深刻，但是一直没有形成心理层面的辨证理论体系，情志类疾病所应用的是躯体性疾病的辨证理论，半夏厚朴汤的"咽中如有炙脔"一般解释成痰气交阻于咽喉部位，中医学中并没有对"咽中如有炙脔"这种感受进行更深入的心理学层面的探讨。《脉诀汇辨》："形苦志苦，必多忧思。忧则伤肺，思则伤脾。脾肺气伤，则虚而不行，气必滞矣。脾肺之脉上循咽嗌，故病生焉。如人之悲忧过度，则喉咙咽哽，食饮难进；思虑过度，则上焦痞隔，咽中核塞，即其征也。"其心理活动就是无故多思，长久处于一种思虑过度状态，这才是真正的病机。一切躯体的、有形的病理表现都是这个病机的演化结果，治疗措施都应该以这种思虑过度的心理紊乱状态进行展开，而不是去单纯治疗患者所感受的部位和痛苦性质，只有这样才能真正治疗情志类疾患，所以建立中医"形神一体"的辨证和治疗体系非常有必要[1]。

思虑过度状态的发病基础在于思虑的个性或应激性的思虑事件，原发病机是为气机结滞，故散气调神，解除致病之机当为思虑过度状态治疗的首务。通过对古代治疗情志类疾病的方剂进行筛选和临床试验发现，半夏厚朴汤其不仅直接作用于思虑过度状态之气结，而且对于调节这种紊乱状态下的不良心境也有很好的作用，是为治疗思虑过度的心理紊乱状态的最佳有效经验方剂[2]。

另外，通过临床观察我们发现，半夏厚朴汤证的患者不仅可以表现为咽喉部的不适，也可以表现为其他形式的如胃脘部位的胀满撑胀感、颈肩四肢的拘急等躯体化障碍。这些症状虽属于患者的主诉，但在这些症状和体征的背后却有某种优势思维观念和心理紊乱状态作为强力支撑。通过中医心理学的辨证，这种优势思维观念即为思维定持状态，导致的直接后果就是思虑过度的心理紊乱状态的形成，从而产生一系列的临床症状和心理认知等方面的变化。而半夏厚朴汤不仅能够辛散气结，还能够有效地改变思虑过度状态患者关注面狭窄、时时过度担忧的思维定持的心理状态，从而使患者把自己的注意力逐渐从不适当的定持中转移出来，故而对思虑过程能够起到干预作用。患者的心理紊乱背景解除，气机得以调畅，则思虑致病发生的扳机消失，人体阴阳自然归于

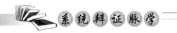

平和。

3. 脉象要素分析

随着对脉象学习的深入，我发现中医的心理脉象诊断可以真正窥探其心理的症结，对其始动原因、个性原因、所处状态等都能够客观的判定。半夏厚朴汤的脉象特点主要是：动、来缓去疾、脉内曲、细、敛、直。"动"为多思，患者在心理及思想认识上存在某种持定状态。该持定状态是指患者注意力及思维关注面狭窄，思想和精力都突出集中在了某种兴奋点上，脉象特征表现出思虑特征的谐振波增多的"动"；心理思维关注面狭窄，兴奋点之外的事情全面抑制，表现为脉"内曲"、"细"、"直"的特征；而大脑思虑过度，精力出现不足，脉象表现"来缓去疾"的特征。临床治疗中根据这三种脉象特征的突出与否进行药物间的配伍和剂量调整[1]。

参考文献

［1］齐向华．辨证脉学：从"指下难明"到"脉证相应"［M］．北京：中国中医药出版社，2012：279.

［2］齐向华．思虑过度状态辨证析要［M］．北京：人民军医出版社，2011：12－13.

"系统辨证脉学"之脉诊技术训练

吴冉冉[1]，齐向华[2]

1 山东中医药大学，山东济南 250014；
2 山东中医药大学附属医院，山东济南 250011

摘　要：［目的］阐述齐向华教授"系统辨证脉学"体系构建背景，揭示脉诊的心理认知过程，并在临床实践中总结出脉诊教学中的技术训练方法。［方法］运用"逐一感觉法"训练、"虚静为保"状态训练、各种感觉的稳定持续时间训练等方法。［结果］通过以上各种方法的训练，提高手指的敏感度，缩短脉诊"反应时间"，建立大脑脉象"知觉"系统。［结论］齐向华教授基于"系统辨证脉学"体系探索出的脉诊技术训练方法行之有效，临床值得推广。

关键词：系统辨证脉学；齐向华；脉诊心理；脉诊技术训练

脉诊是中医四诊（望、闻、问、切）之一，虽居四诊之末，但它最具中医特色，是四诊中唯一直接接触到患者人体的重要诊法，早在两千多年前，脉学已成为我国古代医学的重要组成部分了。《史记·扁鹊仓公列传》记载："至今天下言脉者，由扁鹊也。"其历史之悠久，内容之丰富，文献之众多，涉及医学范围之广泛，都是望、闻、问三诊所不能比拟的。然而，作为一种客观的诊断方法，脉诊的应用却出现了"心中易了，指下难明"的尴尬境遇，原因在哪呢？

1. 系统辨证脉学体系构建背景

齐向华教授从事脉诊研究近三十年，认为脉象体系主要存在以下问题：①在古代，文学水平高度发达，加之人们认识事物多采用"整体论"的方法，使得传统脉象理论定义各种脉象，更倾向于从宏观上归纳事物的特性，人们对事物特性的记载多采用触类旁通、取象比类、明喻暗喻等手法，如对浮脉的描绘是"如水漂木"，对涩脉的描述是"如雨沾沙"，有些甚至是对脉象特征内心感受的投射性描写，如涩脉的"病蚕食叶"就是用视觉映象代替手指感觉。②脉象组成元素缺乏统一。如革脉，包含了弦、芤两脉的成分，既有桡动脉血管壁表面张力强的一面，又有按之空虚、内部压力不足的一面。这种由两个以上的变量所组成的脉象，不利于教学传承和临床操作。③脉象标准规范尚未形成。由于脉诊技术主要是依靠个人的经验，需要依赖人的感觉、判断和分析等多重功能，如果没有统一的规范的操作标准则会使得在临床上对同一个病人诊脉，可能于不同的医者会得出数种不同的诊脉结果，甚至于同一个病人在病情不变的条件下，同一诊者在不同时期诊脉结果亦可出现不同。④传统脉诊的教学，只停留在文字写意的水平，并没有讲述如何提取脉象要素的过程，基于此，齐向华教授在融合古今脉学研究成果的基础上，遵循系统论的基本原理和基本规律，运用中医学、认知心理学、现代信息学和物理学的基本原理，创新性的构架了具有独到见解、容纳多学科、涵盖多层面的"系统辨证脉学"体系，并指出，出现"脉理精微，非言可尽"的主要原因在于没有对脉象信息进行心理学认知分析[1]，并重新审视脉诊所要观察的对象，充分运用躯体感觉，对其进行综合分类，得出 13 种类别的脉象信息特征集合，分化出了 25 对脉象要素。

2. 脉诊心理过程

每一次脉诊的完成，都是诊者的一个完整的心理认知过程，这个过程中的心理活动完全符合认知心理学的基本规律。在中医学两千多年的发展史中，脉诊过程中诊者的心理活动和心理过程却一直被忽视。因此，齐向华教授提出"脉诊心理"这一概念[2]。

脉诊的心理认知过程：

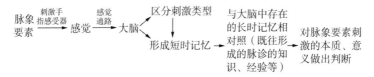

脉诊的心理认知过程包括两个：一是掌握脉象特征出现的时间点、持续时间、在脉中的空间位置、特征自身的形态

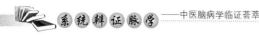
和物理性质等过程称为"识脉"。二是根据中医学理论和思维模式，对所提取的脉象特征进行思辨、推理，揭示其特征所指代的生理和病理意义；同时从脉象特征之间的时间、空间、性质及因果关系等联系性出发，进一步揭示其表征的系统意义，这个过程称为"审脉"。脉诊作为一项专门的技术，其中每一个部分都需要经过严格的技术训练才能够掌握。如何训练这种技术呢？

3. 脉诊技术训练

所谓"感觉"是大脑对作用于感觉器官或感受器的客观事物的个别属性或个别特征的反映，我们通过感觉器官或感受器来获取机体内外环境中的各种信息，并传输进入大脑，在脑内进行加工从而产生了感觉。临床脉诊中脉象的认知过程，首先是运用我们手指的"感觉"，感知脉象中存在的信息特征；其次是运用大脑中的"知觉"对特征的性质和关联度进行反映。因而，要掌握脉诊技术，手指感觉系统的灵敏性和精确性、大脑中知觉系统的经验丰富性训练都是必不可少的。

3.1 "逐一感觉法"，加强手指感觉系统灵敏度的训练

现代生理学研究发现，各种感受器最突出的机能特点是他们各有自己最敏感的能量刺激形式。这就是说，用某种能量形式的刺激作用于某种感受器时，只需要极小的强度（即感觉阈值）就能引起相应的感觉。这一能量刺激形式或种类就称为该感受器的适宜刺激（adequate stimulu）。每一种感

受器只有一种适宜刺激，对其他形式的能量刺激或者不发生反应，或者反应低。脉象是一种客观存在的、能够为我们所感知的综合信息集合，其中包含了各种物理性质的信息，若将各种物理性质的信息全面、清晰地提取，首先要训练我们手指对各种刺激的感觉系统的分化。

齐向华教授通过不断地探索、总结和实践，在临床脉诊教学中确立了一种行之有效的脉诊训练方法——"逐一感觉法"，即在练习中用意识将注意力集中于手指某种特定的感觉上，持续一段时间后再将注意力转移到下一种感觉上，这样逐一运用感觉的方法就会使得注意力较为集中，而不受其他信息的干扰，从而使特定感觉区域内的脉诊信息清晰可辨。通过这种科学的方法进行训练，就能够将这些感觉功能强化、突出和降低感觉阈值等，从而清楚辨析脉象中的各种特征现象。

由于机体内外环境中所发生的各种形式的变化，总是先作用于与他们相对应的感受器，以便于对内外环境中某种有意义的变化进行精确地分析，脉诊的"逐一感觉法"符合生理学的这种现象。对初学者来说，在学习脉诊时逐一体会并记忆已经感觉到的特征非常重要，也是进一步深入学习的基础。

3.2　强化"注意"功能，缩短脉诊反应时间

我们的心理活动是从"注意"开始的。所谓"注意"，就是心理活动对一定对象的指向和集中，它是心理活动的动力特征。注意不是一个独立的心理过程，它是其他心理活动

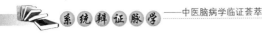

的基础，与情感活动、意志活动、意识状态等密切相关。按照注意的动机、目标及注意事项的加工程度又分不同的广度和深度。生理心理学认为：注意的中枢过程是指大脑皮质某一区域的优势兴奋，当人注意某一事物时，该事物在大脑皮质上引起一个强烈的优势兴奋中心，这个优势兴奋中心对皮质其他区域较弱的兴奋起抑制作用。优势兴奋中心的兴奋程度越高，对其他区域的抑制作用越强，这时的注意力越集中。其他事物，有的投射到优势兴奋中心的边缘，即注意的边缘；多数投射到优势兴奋中心之外，即注意的范围之外。因此，当人的心理活动高度集中在某一对象时，对其他的事物就会"视而不见，听而不闻"[3]。

　　注意是有机体选择一定的事物作为心理活动的对象并维持下去，保证人心理活动和行为过程的顺利进行。注意从其产生的方式上来看是定向反射，定向反射中有机体将心理活动集中在新异刺激事物上，同时脱离其他事物。定向反射一开始带有无条件反射性质，当环境中有新异刺激物出现时，有机体会不由自主地去注意它，这是定向反射初期的具体表现。在无条件反射基础上，以后又发展成了条件性的定向反射，在人类则形成了有意识的观察、探索活动等。这种条件反射主要受人们的需要、动机和活动目的等支配。因而，在脉诊过程中，要着重以下几个方面的训练。

3.2.1　"虚静为保"状态的训练

　　"持脉有道，虚静为保"是《内经》中提出的脉诊原则，因而在脉诊中，除客观上要求诊脉环境的"静"，主观上亦对诊者有严格要求。训练时，诊者要放松全身，把注意力集中在呼气和吸气上，进入"虚静为保"的状态，以保持对脉象特征的"注意"功能。

3.2.2 各种感觉稳定持续时间的训练

主要参照古人"诊满五十动"的时间性要求，训练内容主要包括：①指力的训练：放松手腕，并持久地按压一个有韧性的物体，逐步延长按压的时间，以能够持续稳定地诊满"五十动"的时间为度；②位置稳定性训练：有些脉象特征尤其是微观脉象，往往处在某一特定的空间位置，保持脉诊的恒定持续时间是获得这些信息的保证。训练时主要根据某层的血流速度来确定流层的位置，并能够在这个流层位置保持"五十动"的时间，然后改变层位。通过规范的训练，便可避免脉象中一些随机特征的遗漏或误判。

3.2.3 手指各种感觉定向力和集中力的训练

主要训练手指分化各种感觉的能力，训练内容包括：①反应时间的训练：采集微观脉象特征时对脉象特征的反应时间是关键，一般要达到反应出 0.05 秒左右的脉象改变。训练时采用在脉搏波时间的基础上逐步分割多反应点的方法，即将整体脉搏波时间先一分为二，待训练到感觉清晰了，再进行一分为四、一分为六的训练，最终达到对整体脉搏波的每一个时段都能够清楚感觉为止；②追踪训练：脉搏波是个接近于正弦波的曲线运动，脉搏下降支是背离手指感觉平面的运动，因此要求诊者在诊脉时要适当变换指力，以追踪下降支的运动速度，采集下降支出现的信息。训练时将

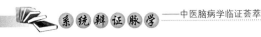

手指保持在某个固定的血液流层，同时采用加压追踪的方法，保持下降支的同步运动。通过训练，训练时用意识控制将注意力集中到手指的各种单因素感觉上，逐步缩短"反应时间"和降低"刺激阈值"，以达到能够清晰感觉出细微的特征变化的程度。

3.2.4 各种感觉合理分配的训练

各种手指感觉要同时进行训练，以达到脉诊中合理地分配各种感觉的"注意"能力，保证脉象完整物理信息的提取，避免过分单一地训练某种感觉，而造成对其他感觉开放的抑制，同时避免脉诊中习惯性感觉分配的不合理，遗漏脉象特征的情况。

3.2.5 脉象特征之间进行顺利的切换训练

在完成单因素感觉通道开放的基础上，进行各种感觉通道之间迅速切换训练，达到迅速开放和屏蔽感觉通道，以保证随机和微观特征的全面采集。

3.3 建立大脑脉象"知觉"系统，分析疾病"过程流"

脉象特征的识别要依靠医者大脑的"知觉"系统，人类的知觉是刺激直接作用于感官产生的。感觉是对刺激的觉察，知觉是将感觉信息组成有意义的对象，即在已经储存的知识经验的参与下，将刺激的意义揭示清楚。

3.3.1 "模式识别"训练

认知心理学认为，模式识别是指由若干元素或成分按一定关系形成的某种刺激结构，也可以说模式是刺激的组合。人的模式识别常表现为把所知觉的模式纳入记忆中的相应范畴，对它加以命名，即给刺激一个名称。但这种命名并不是必不可少的，有时模式识别也可表现为对刺激产生熟悉之感，知道它是以前曾经知觉过的。

在脉象认知过程中，涉及"短时记忆"和"长时记忆"，脉诊时首先要取得脉象特征"短时记忆"，其内容主要是对医生手指感觉到的脉象特征物理性质的"感觉记忆"，这些短时记忆进入到大脑中与已经存在的脉象特征的"长期记忆"——"情景记忆"相对应，而脉诊过程就是脉象特征的"模式识别"过程，它依赖的是对各种脉象特征形象、形态、性质等的长期记忆，并在实际脉诊过程中感觉到某些特征后就能够准确地将其体察出来。因而，认知模式是脉诊过程中非常重要的一环。诊者大脑中建立起来的模式识别越多，其诊出的脉象信息也就越多，脉诊的诊断水平也就越高。

3.3.2 脉象知觉加工训练

认知心理学认为，知觉的加工分为自下而上和自上而下两种形式。自下而上加工是指由外部刺激开始的加工，通常是先对较小的知觉单元进行分析，然后再转向较大的知觉单元，经过一系列连续阶段的加工而达到对感觉刺激的解释。与此相反，自上而下加工是由有关知觉对象的一般知识开始的加工。临床脉诊完全符合两种形式的知觉加工，或从整体的脉象开始，再则单部脉象，再则微观脉象；或从显现出的脉象特征开始，再则单部脉象，再则整体脉象。临床脉诊训练过程中，这两种"认知加工形式"要交替进行，由"广

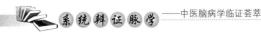
泛注意"到"狭小注意"，再由"狭小注意"到"广泛注意"，养成良好的脉诊知觉加工习惯。

3.3.3 脉象"图形—背景"认知训练

图形是指独立的、具有明确形状的部分；视野中的其余部分称为背景。脉象是反映人体内部信息的窗口，包含有人体整体性状态的各种信息，脉象中各种信息都要依靠脉象整体背景的衬托而得以显现，心理学将这种现象称为"图形—背景知觉"。所谓的脉象背景就是指脉象的整体特征，而图形是指脉象的局部或要素特征。整体特征表征出脉象的本质，而局部或要素特征是整体脉象的突出显现或演化。因而在训练过程中，要注意区分大的脉象背景和局部的脉象图形，但是也会出现大的脉象特征是图形，局部的脉象特征是背景的情况，如何在众多的脉诊"背景"中识别出形态与性质各异的"图形"脉象特征，有赖于长期的摸索体会和经验积累。

4. 总结

脉象特征的辨识是进行脉象诊断的基础，但在目前脉诊的教学模式下，多注重文字语义记忆，而医籍中对脉诊的描述难以让后学者真正体验到各种脉象所引起的诊者内心的实际感受，只能依靠自己对文字的理解和诊脉感受对脉象进行掌握，由于不同人对脉象的理解不同，从而出现了对脉象理解的诸多偏差甚至错误，也造成了脉诊难以学习和传承的现状[4]。"系统辨证脉学"体系弥补了脉象教学中"情景记忆"系统的空白，从诊者的心理认知过程出发，通过手指的感觉，最大可能的获取脉象中所蕴含的信息，使脉象真正成为一个"言之有物"的客观存在。同时提出了一套科学严谨的脉诊技术训练方法，相信经过一段时间的训练，必能使诊者克服"心中易了，指下难明"的难题。

参考文献

［1］齐向华．现代心理学理论的脉象信息认知研究［J］．中医研究，2011，7（24）：9－10.

［2］齐向华．辨证脉学：从"指下难明"到"脉证相应"［M］．北京：中国中医药出版社，2012：159.

［3］李新旺．生理心理学［M］．北京：科学出版社，2008：25.

［4］滕晶．从认知心理学角度进行脉诊实践教学浅谈［J］．光明中医，2012，27（4）：831－832.

临床应用篇

LIN CHUANG YING YONG PIAN

脉诊在躯体性疾病中的诊断作用

齐向华

山东中医药大学附属医院，济南 250011

摘　要：通过总结脉诊的临床功能，认为脉诊在诊治临床躯体性疾病中，可以辨识体质、致病因素、中医病机、西医疾病及对所患疾病具有预测功能。指出提高临床脉象征象的辨识水平，加强脉象基础理论和临床研究势在必行。

关键词：脉诊；体质；生活经历；病机；预测

脉象原理是根据中医"有诸内，必形诸外"的独特理论形成的，早在脉学形成之时的《内经》时代，古代医家就发现通过脉诊可以获得人体大量的机体状态的信息，并将其概括为五个方面。"帝曰：脉其四时动奈何，知病之所在奈何，知病之所变奈何，知病乍在内奈何，知病乍在外奈何，请问此五者，可得闻乎（《素问·脉要精微论》）。"在其传承几千年的过程中，经过医家的探索和研究，极大丰富了脉象所表现出的"全息"信息，总结以往的研究成果，可以发现脉

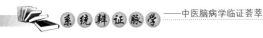

象具有反映个体的生理特点，机体顺应自然界的变化和周围环境所表现出的应答反应，疾病状态时的各种病理信息、还可以进行预后的判断等功能，因此，有人形容脉象像一首正在演奏的人体生理功能的大型交响乐，它的每一个音符都反映了人体健康状况。

1. 脉象与体质

一切事物"内因是变化的根据，外因是变化的条件"。人类一切疾病的发生，都与其具体个体的先天体质和后天境遇因素有关。其中先天因素是疾病发生和发展的重要基础，同样一个外在因素，作用到不同体质的人身上就会出现不同甚至相反的结果。《医宗金鉴》说："人感受邪气虽一，因其形脏不同，或从寒化，或从热化，或从实化，或从虚化，故多端不齐也。"如饮冷纳凉，对于阳气相对偏盛的人，会起到清其火热，纠正机体阳热偏盛的作用，而对于阳气偏虚弱的人，则会进一步伤害其阳气，加重其阴寒内盛，从而导致疾病的发生。嗜热饮酒等则正好相反。因此，在诊病过程中，首先应该注意的一点就是要对患者的先天因素进行判定，先知其常，然后才能达变。脉象诊断在人体体质判断过程中起到了举足轻重的地位。"凡诊脉，当视其人大小、长短，及性气缓急。脉来之迟速、大小、长短，皆如其人形性则吉，反之者，则为逆也（《脉经·平脉视人大小长短男女顺逆法第五》）。"先通过脉象特点寻找出先天因素，之后再在此基础上，发现脉象特征的疾病现象。对于体现人们先天因素的脉象古人称之为"常脉"。张景岳说："故凡诊脉者，必须先识脏脉，而后可以察病脉；先识常脉，而后可以察变脉。于常脉中，可以察人之器局寿夭；于变脉中，可以察人之疾病吉凶。此诊家之大要也（《景岳全书·脉神》）。"脉象作为凭据判断人的体质，古人有过许多论述，《中藏经·脉要论》说："脉者，乃气血之先也，气血盛则脉盛，气血衰则脉衰。气血热则脉数，气血寒则脉迟。气血微则脉弱，气血平则脉缓。"虽然人群的体质根据生理特点有不同的划分方法，脉象都能对其生理特点给予正确的反映。生理阶段体质分类：婴幼儿代谢旺盛，且体内水分含量较高，脉象显得滑数；老人阴阳气血偏衰，脉象则虚弱而涩滞；青壮年之人，气血旺盛，并强力劳作，脉搏搏动强大有力；性别分类：男性为阳，寸强尺弱；女性为阴，尺强寸弱；身材体态分类：身体高大之人则脉长，身材短小之人则脉短；肥胖之人皮下脂肪较厚，脉位较沉；瘦薄之人，皮下脂肪较少，脉位显得肤浅；阴阳体质分类：一般来说，"太阴、少阴"体质的人阳气偏虚，在体内循行较慢，鼓动血行力弱，故脉搏相对迟缓、至数少和脉搏的压力较小；"太阳、少阳之人"，阳气相对偏盛，在体内的循行和鼓动血行有力，故脉搏相对较快，至数疾数，脉搏的压力较大；"阴阳平和之人"，血气平和，脉搏的至数、力度和态势较为平和适中。五态人体质分类：从临床实用的角度来看，五态人的分类方法其临床指导意义最大，关乎疾病发生发展的关系最为密切，因此笔者对五态人的脉象进行了初步归类整理。木型之人脉象脉位较

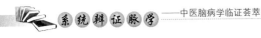

浮，脉体不宽，有疾数之感，脉管有撼动性和发散性；火型之人脉位浮，脉体宽，有洪数之感，脉管搏动震撼周围组织，随着脉象的搏动有辐射之感。土型之人，脉位中居，脉体宽，脉管厚，舒舒缓缓。金型之人脉位中居，脉体不宽有紧缩之感，脉体搏动明显，与周围组织界限清晰，脉管较薄。水型之人脉位较沉，脉体宽，有周围组织关系不清晰，脉象跳动缺少撼动力。对照《内经》所给出的五态人的特征，临床反复寻摸，即可以识得正常五态人的脉象，在此脉象基础上，显现稍有的变化即为病脉。在常见的体质脉象之外，临床还可以见到古人称之为"六阴脉"、"六阳脉"，为脉形的特别洪大和纤小，此为先天禀赋使然，不是病态脉象，如何运用"六阴、六阳"脉诊断疾病，另当别论。

2. 脉象与致病因素

人们繁衍生活在这个世界上，都要进行饮食男女的基本生理活动，都要与其周围的自然界形成种种联系关系，在这些活动中如果出现与其生理功能不相协调的情况，就会成为致病因素导致机体疾病的发生，所有这些致病因素都会通过脉象信息得出判断。

（1）饮食：饮食摄入是人类乃至整个生物界所必需进行的生物活动，通过这种活动为生存和健康提供所需的物质基础。中医认为，水谷之精微是人体气血津液的化生之源，五脏功能旺盛，气血充盈，四肢百骸的强健都赖之于濡养。饮食摄入虽然对维持人体生命活动具有如此重大的意义，但如果饮食不节，经常过饥、过饱都也可直接损伤脾胃，耗伤正气，为外邪的侵入与内邪的滋生创造条件，导致多种疾病的发生。一般来说，由于饮食因素导致的疾病分为，饮食营养不良、饮食营养过剩、饮食不洁。从古代医家论述来看，结合目前的社会饮食状况，饮食营养的过剩是主要的病理因素，也就是古人所成的"积食"。纵观古代医籍中关于积食的脉象，"浮大而涩"（《诊家枢要》）、"右关紧盛"（《诊家枢要》）、"右关滑"（《诊家枢要》），《脉义简摩》引《脉如》说："脉来细数弦滑，则伤食；短涩实疾，亦伤食。"由于饮食过剩，脾胃运化不及，积滞在体内，酿生痰浊，影响机体的气血循环，所以脉位较沉，脉象搏动幅度较小，脉象搏动传送的速度较慢，脉体有一种饱满的感觉，桡动脉血管壁与周围的组织界限模糊不清，给人以混浊的感觉，因此，常导致血脂血糖值的升高，许跃远称之为"脉浊"[1]。

（2）劳倦内伤：其中分为劳役和房劳，尽管劳动是人类所必须从事的活动，但是过度的劳役则令人体的阳气过度发散，汗出后伤耗机体的津液，导致气血两伤。以此，体质素强之人，强力久劳则脉浮，脉管粗大而硬，就是古人所说的"劳勌则粗硬倍常"；体质素弱之人，强力久劳则脉浮而有散的感觉，脉管虚软而不充盈，有一种空豁的感觉，所谓"弦数弱大，则劳倦极也"。早婚或房劳过度伤及肾精，机体精气亏虚，则脉象显现"微弱伏数"或芤大无力。

（3）外邪侵袭：古代人们的居住条件较差，居处寒冷潮湿，或冒雨劳作，因此，感受风寒湿邪的机会较多，当前由

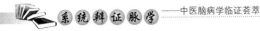

于物质生活条件的改善，由此引起人们发病的机会较少，但是在非常条件之下，仍然有发生的可能。周学海曾对感受风寒湿邪的脉象进行记载，周学海曾说："凡风寒湿邪从上从表受着，其脉之浮分，必有一层硬壳，指下微硬，两旁有边成线，起伏不大，应指微有力；略按则皮壳不见矣，其脉即渐窄，反不及上面之宽矣，却有两旁无边，散漫不能成线"，"凡风寒湿邪从下受着，其脉之浮分，不见皮壳，或有边，或无边，应指无力，约略中线稍硬；略按则中线在指下渐劲，起伏不大，而脉形渐宽矣；再重按，则仅留中线如丝，指下梗梗，无起伏也[2]。"感受风寒湿邪，由于湿性下注，寒邪收引，故多出现尺脉的弦紧或兼滑的脉象。曾治一东营市的石油工人，患腰痛多年，辗转多处诊治，效果不佳。诊其脉右尺弦紧，且有边。询之有长期的野外工作和饮冰镇啤酒的历史，其腰痛的性质为疼痛而沉重，诊为《金匮要略》的"肾着证"，系内外寒湿相合注于下焦所致，用"肾着汤"加减六剂而愈。

3. 脉象与躯体性疾病

无论是中医还是西医，躯体疾病是医者应对的主体，但是由于东西方文化的差异，导致了认识疾病的方法和思维过程的不同，因此产生两种医学理论的差别，中医注重机体的功能状态，西医注重形体的结构，其实是一个问题的两个方面，此不赘述。对于脉象所能反映的现象却包含了这两个方面。

（1）病机：脉象的起源，至今没有准确的定论。笔者认为，这是古代医家依据中国传统文化的认识论和方法论，对在某种特定形势之下脉象所表现出的特征进行分析归纳，借以对机体的功能状态给予说明和揭示逐步形成的。因此，传统的脉象征象反映出的是中医的病机。脉象对中医病机的阐释主要是：机体正气量的多寡，如气盛、气虚、血旺、血虚，阳盛、阳虚，阴盛、阴虚，精盈、精亏等；机体气机升降出入运动形式的变化，如阳升动和散越太过、气机郁痹于内、气陷不升、阳气亡失等；机体正不胜邪，邪气内居，影响气血循行，如痰浊水湿内停、瘀血内聚等。脉象对中医病机的反应，其形迹有一定规律可循，但不是必然，必须是根据脉象的"位、数、形、势"进行分析，最后归纳总结。周学海说："盖求明脉理者，须将位、数、形、势四字讲的真切，便于百脉无所不赅，不必立二十八脉之名可也（《脉简补义》）。"古人在脉学理论中常常有某种形态的脉主某病或症状的说法，笔者认为此说不妥，与某种特定形态的脉象相对应的应该是某种特定地病机，而在此病机之下，常常会出现某种或一组症状，如脉象上窜透过寸部，表明是机体的阳气升动太过，火热上炎，常常出现头痛，因此有"寸浮头痛"的说法，但是在临证时却发现有些患者并无头痛症状，而是头晕或耳鸣或失眠或咽痛，因此，脉象表现的迹象特征表明的是中医的病机。

（2）西医疾病：自20世纪的90年代，《脉诊新法》问世以来，脉诊与西医的对应关系得以被发现。其作者金伟先

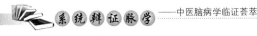

生是一位盲人，在近 30 年的临床工作，经过不断地实践、总结，形成了独特的脉诊经验，并结合现代血液流变学、信息学和数学创立了一种诊脉方法，有别于中医传统脉诊。"金氏脉学"将每次脉搏跳动确定了 A_1、A_2、A_3、B_1、B_2、B_3、C_1、C_2 8 个动点，而每个动点又可分为前、后两个点位。同时进行上下分层，区分为浅层脉动、中层脉动、深层脉动和底层脉动，其中的浅层、中层、深层脉动又分为浅层面和深层面两个层面，底层因为贴近桡骨，不易区分浅深层面。脉搏上的动组和动点是脉搏本身固有的，某个脏器发生病理改变时，脉搏上对应该脏器的动点会发生性状变异。"金氏脉学"所发现脉象的病理信息是直接与西医的疾病相对应的，是脉象所表现出的全息生物现象。笔者有幸与金伟先生同在一个城市，作为一个脉诊的爱好者，我拜访并了解了"金氏脉学"诊脉和认识方法，依照我对脉象感触的灵敏程度来评判，可以看出金伟先生对脉象的感触至深。只有真正掌握传统脉学的人才能对金氏脉学进行评论。无论目前社会和业内人士对金氏脉学的态度如何，只要认真地研究了这种新的脉学，或认真考察了金氏诊脉过程，感受其通过脉诊对患者疾病的把握，你就会觉得金氏脉学是 20 世纪我国医学界的重大发现之一。金氏脉学脉点与组织器官中某一确定脏器的原理相对应的原理，脉点特定的病理形态与该器官的病变有关，相对于传统脉学其定位性更为准确。将其纳入中医的辨证诊断理论体系中，认真研究和改造实属必要。

4. 脉象在躯体性疾病中的预测作用

脉象的预测功能主要是根据脉象所体现机体正气的盛衰和运动趋势，来判断机体的发展情况，包括躯体疾病的易患性，所患疾病向愈、向恶的转归等。

（1）躯体疾病的易患性：机体正常的生理状态是阴平阳秘，而阴平阳秘的基础是机体正气的多寡和运动态势的中规中矩，脉象可以对以上二者做出清晰的判断。因此，根据脉象搏动所表现出的特征能够预测躯体疾病的易患性。如脉象的搏动无力，发散力较弱既可以判断出其人素体阳气不足，因此也就易患阳虚和寒邪内侵、水湿内停等的疾患；若有脉象躁数，脉体干燥之感，就可以判断出这人是阴虚阳热之体，所以之后易患阴虚阳热的疾患；从对体质脉象上看，"土形之人"则易患痰食、食积的疾患。

（2）疾病的愈、恶趋向：用脉象特征判断疾病的愈后是古代脉学的一项重要内容，"阴阳有时，与脉为期，期而相失，知脉所分，分之有期，故知死时（《素问·脉要精微论》）。"《内经》中有大量的内容论述这方面的内容，如"病热脉静，泄而脉大，脱血而脉实，病在中脉实坚，病在外，脉不实坚者，皆难治（《素问·玉机真藏论》)"，说明脉证不能相应甚至相反，则预示疾病的预后较差。《素问·通评虚实论篇第二十八》以癫痫为例进行说明："帝曰，癫疾何如？岐伯曰，脉搏大滑，久自已；脉小坚急，死不治。帝曰，癫疾之脉，虚实何如？岐伯曰，虚则可治，实则死。"

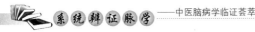

癫疾痰浊内阻，其脉滑大为气机尚通，此可自愈；而脉小坚急者，为正气郁痹于内不得外出，属于邪气内闭，因此病情比较凶险。张仲景也有大量用脉象判断愈后的记载："太阳病，得之八九日，如疟状，发热恶寒，热多寒少，其人不呕，清便欲自可，一日二三度发，脉微缓者，为欲愈也。""少阴中风，脉阳微阴浮者，为欲愈。""厥阴中风，脉微浮，为欲愈；不浮，为未愈。"古代医籍中用脉象预测疾病趋向的医案不胜枚举，值得今人认真研究挖掘。

5. 结语

脉象为中医学所独有，是我们的文化瑰宝，几千年来为保障中华民族的繁衍和健康做出了重大贡献。但是，由于目前的中医教育方式的改变，没有沿用古人一对一的师承教学，没有口授心传的过程，使得诊脉的技巧和征象的辨识水平普遍没有达到古人的精湛程度，因此，脉诊在临床中的主角角色大打折扣。事实上，离开了脉象的参与很难言中医的辨证。加强中医的脉象研究，笔者认为应该从以下几个方面入手：①总结古代的脉象基础理论，包括脉象主病、征象的辨识技巧和凭脉用药。②培训中医人员的脉象水平，脉象的辨识具有技术和技巧性，需要手把手、心对心的传授，因此，集中临床的脉诊高手对临床医师进行培训实属必要。③正确对待近几年来出现的全息脉学，将其纳入到中医的体系中，如金伟、许跃远等发现了与西医疾病相对应的脉搏特征，通过传统识脉的方法论，对二位先生所发现的脉搏特征进行分析和归纳，使其为我所用，发展中医脉学理论。④用现代的科技手段进行脉象的客观化、可视化研究，使脉诊技术现代化，拓展脉象解释人体奥秘更大的应用空间。

参考文献

［1］许跃远．中华脉神［M］．合肥：安徽人民出版社，2007：68.

［2］郑洪新，李敬林．周学海医学全书［M］．北京：中国中医药出版社，1999：575.

脉象在中医心理学中的客观诊断作用

齐向华

山东中医药大学附属医院，济南 250011

摘　要： 依据文献记载和临床经验体会，系统总结了脉象对人类心理及心理疾患的诊断作用。指出通过脉象可以判定人们的个性、心理经历和心理状态，预测个体心理疾患的易患性。

关键词： 脉象；中医心理学；诊断；个性；心理经历；心理状态

"天地有灾，莫不载闻道路；人身有疾。莫不见诸脉络，故治疾犹要于测脉也（《诊宗三昧》）。"同躯体性疾病一样，脉诊在心理性疾患的诊治过程中具有举足轻重的作用，认真加以研究对中医开展心理疾患的防治意义重大。本文将脉象对心理学的诊断作用概括如下。

1. 判断个性

个性又称人格，是指一个人的基本精神面貌，其表现在一个人心理活动中那些经常的、稳定的本质的心理特点的总和，又称个性心理特征。个性早在《内经》时代就有所认识，《灵枢·通天》说："太阴之人，贪而不仁，下齐湛湛，好内而恶出，心和而不发，不务于时，动而后之……少阴之人，小贪而贼心，见人有亡，常若有得，好伤好害，见人有荣，乃反愠怒，心疾而无恩……太阳之人，居处于于，好言大事，无能而虚说，志发于四野，举措不顾是非，为事如常自用，事虽败而常无悔……少阳之人，谛谛好自贵，有小小官，则高自宣，好为外交而不内附……阴阳和平之人，居处安静，无为惧惧，无为欣欣，宛然从物，或与不争，与时变化，尊则谦谦，谭而不治，是谓至治。"对人的各类个性特征给予了高度概括，一个人个性的形成与遗传和后天的成长具有密切的关系。

用脉象认识患者的个性，性急躁则脉急数，是脉搏起始有急迫之感；性宽缓则脉迟缓，是脉搏起始段的缓缓袅袅之感；心高气傲、趾高气扬之人，脉多浮；性情镇静沉潜，则脉多沉。心小、做事谨慎之人脉体紧细；心胸宽广之人脉象宽缓；耿直之人，脉象挺直；自私之人，或防范意识较强的人，脉象收紧；性情随和之人，脉象宽而发散；精神敏感，易于担心之人，则脉搏高峰段有迅速滑过之感；心理懒惰之人，则脉搏起始怠慢而散；思维清晰之人，则脉流畅；愚钝或性格怪异则脉涩滞。

2. 判断心理经历

外界事物作用于人体，导致一系列的心理应答反应，长期

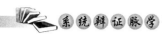

或巨大的心理应激，则会对其心理造成不良影响，从而在脉象上遗留曾经事件的痕迹。《诊宗三昧》说："至若尝富贵而后贫贱，则营卫枯槁，血气不调，脉必不能流利和缓，久按索然。"这就是不良的心理过程在脉象遗留的痕迹的记述。

　　一般来说，较为长期的某种心理活动，都会在脉象留下固定的痕迹，这种痕迹显然不像后面所述的心理状态脉象那样的动越、活跃，是一种滞涩不畅的感觉。长期生活的艰辛，内心苦楚，则右尺脉留有涩滞或苦涩不畅之感，常常出现在孩童时代父母早亡、离异或由他人抚养的人；过度关注担心某件事情（或人）则在左尺和关脉遗留挺直敛聚的脉象；过度的精神压力、忧愁等则左关尺涩滞不畅；长期的郁闷不舒则左手脉产生郁滞的脉象；长期思恋某个人则在左尺关有挺直敛聚的脉象，有时伴右手的尺部长大；人的成长、生活和工作一直比较顺利者则在右手的关尺脉表现出顺畅悠扬之感。由于长期的作用，不良心理会在脉象留下泛化固定的痕迹，如长期的郁闷不舒，不但左手的寸脉沉涩颤动模糊及左关和尺的郁涩，还会出现右手脉的浮大；长期悲伤哭泣的人则出现右寸脉的涩滞模糊。笔者学习中医是在"文革"的后期，当时正值政治运动刚刚结束，一些在历次政治运动当中受到冲击的人，脉象常常遗留长期惊恐担心、郁闷愤怒等不良情绪所导致的痕迹，问诊给予证实后，使得笔者有机会接触和认识这类脉象。

3. 判断心理状态

　　"心理"是指人的头脑反映客观现实过程，如感觉、直觉、思维、情绪等，或泛指人的思想、感情等内心活动。"状态"是人或事物表现出的形态。借助于现代哲学界关于思维的研究成果，明确"状态"和"心理状态"的概念。所谓"状态"，是指相对于一定的层次及相应质在特定时刻或时间区间事物保持其质的相对稳定不变时的存在总和，是事物宏观上质的静止与微观上量的运动的统一体。状态是事物共时态或历时态在有限时空范围内相干作用的最小单位；是一种功能上彼此间隔的相对独立的单位。状态与过程是一对范畴，状态是过程历时态中的局部或片断，是组成某种过程的最小单位。过程是状态的历时态集合，状态是质的静止，过程则是质的运动。状态与过程的区分是相对的，宏观尺度上为状态的在更微观的尺度上为另一低层次及相应质的过程，反之亦然[1]。

按"状态论"思路，人的心理现象也可分为心理状态与心理过程两大历时态层次，心理状态是特定时刻或时间区间（一般收敛于 500 ms）心理信息内容保持相对不变时心理系统各种要素及关系和功能存在的总和，心理状态就是大脑完成一次相对独立的信息输入、加工、输出的最小功能单位。当心理活动内容变化时，表明已由一种心理状态转变为另一种心理状态。心理状态从系统演化角度看就是一种"吸引子"维持的系统存在，心理状态的变化就是系统吸引子的变化。广义心理过程是由心理状态的集合组成的[1]。正常的中医心理状态，就是在特定时刻或时间区间心理信息内容保持健康的认知、思维、情绪等的相对不变。对于正常的心理状

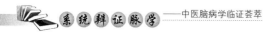

态，《内经·上古天真论》中给出了"恬淡虚无"、"精神内守"、"志闲而少欲"、"心安而不惧"、"高下不相慕"这样一个较高的标准，事实上现实生活中的人很难达到上述境界，只要是积极向上、情绪稳定、思维敏捷、认知正确，中医学都认为是正常的心理状态。与正常的心理状态相反，中医心理紊乱状态就是在特定的时刻和时间区间内，保持着异于正常的心理、情绪、认知等的心理信息内容。其具备两个基本的条件，一是心理信息内容异于正常；二是这种异于正常的心理信息要保持一定的时间性。诚然古人在其文献中没有明确心理紊乱的概念，但是却存在着大量这方面的内容，以疾病或病因的形式出现。

　　脉象对人体心理状态的反映早在《内经》时代就有描述，《经脉别论》说："黄帝问曰，人之居处动静勇怯，脉亦为之变乎。岐伯对曰，凡人之惊恐恚劳动静，皆为变也。"也就是说人体的一切心理和行为在脉象上都有表现。《伤寒论·平脉法》则对人体处于某种状态时的脉象进行描绘，"问曰：人病恐怖者，其脉何状？师曰：脉形如循丝，累累然，其面白脱色也"；"问曰：人愧者，其脉何类？师曰：脉浮，而面色乍白乍赤"。对恐惧和惭愧的外部和脉象表现给予记载。《三因极一病证方论》对机体的疾病的病因给予全面的总结，其中非常重视情志过激的致病作用，而对七情过激的脉象给予了系统论述，脉来虚散，喜伤心也；结滞，思伤脾也；沉涩，忧伤气也；紧促，悲伤肺也；弦急，怒伤肝也；沉弱，恐伤肾也；动摇，惊伤胆也。

笔者在研究失眠症等心理性疾患的过程中，经过整理、归纳、分类、统计古代文献，最后分析确定出五大类心理紊乱状态，分别为：烦躁焦虑、惊悸不安、郁闷不舒、思虑过度和精神萎靡[2]。经过临床173例失眠症患者的初步临床调查，情况基本符合。据此，笔者提出"中医心理紊乱状态理论"，认为许多心理性疾患，都要以调整心理紊乱状态为重点，而紊乱的心理状态又以脉象表现尤其突出。①烦躁焦虑状态：指病人心境不良，觉得事事不如意，不顺心，想发脾气，甚至出现焦躁不安，坐卧不宁。最早记载见于《黄帝内经》。烦，指情绪的烦闷；躁，是指肢体不安，烦与躁常同时并见，因此多烦躁并称。也称"焦躁"、"焦灼"、"心烦"、"虚烦"、"急躁易怒"、"懊恼"、"心中烦闷"等。脉象表现：躁数，主要表现脉位是右尺脉和左寸脉，是脉动初始的勃发躁疾感。②惊悸不安状态："惊"，一是七情的反应之一；二是机体的状态，是对种种事物过分害怕而出现的神乱貌。"悸"，是自觉症状，表明某部位的跳动。有所触而动曰惊，无所触而动曰悸；由于心悸常常是惊恐的结果，故惊悸并称。还有"怵惕"、"恐怖"、"惊恐"、"心忪"等称谓。常见脉象：古人称为"动脉"，表现右尺脉的紧缩，同时在脉动的最高峰有匆匆滑过的悸动感，《蠢子医》形容这种脉象的心理感受为"往来如鼠窜"。③郁闷不舒状态："郁"气、积、滞不同含义。作为一种疾病状态，如木郁、火郁、土郁、金郁、水郁。《医学正传》对患者内有气机郁滞，外有郁闷不欢表现的状态，明确提出"郁证"的概念。

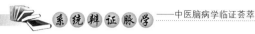

还有"郁"、"郁闷"、"郁结"等称谓。常见脉象：脉位较沉，初始即郁滞不畅，涩涩而进，多见于左关部，时间久远者则其他部也可以见到。虽然现在中医院校的统编教材都描述肝郁的脉象为"弦"，事实非也，所谓的"弦"是在郁闷的基础上患者惦念或嫉恨所形成的脉象的紧而挺直，是附带的心理脉象成分，不是郁闷的基本脉象要素。古人描述为"沉伏滞涩，则抑郁甚也"。《医家心法》说："拂郁之脉，大抵多弦涩凝滞，其来也必不能缓，其去也必不肯迟，先有一种似数非数躁动之象，细体认之，是无焰之火也，是无韵之音也，是往来不圆滑也。"④思虑过度状态："思"是思考、考虑之义，表示学习过程的认知活动。思虑过度指过度地苦思冥想，凝神敛至的过程。适当的思虑思考是人类生活工作所必要的，但是一旦超过了一定的生理限度，就会对机体产生伤害导致疾病的发生。根据思虑的内容差异，还有"神劳"、"劳心"、"忧思"、"悲思"、"操劳"、"操持"、"心有所系"等称谓。脉象表现：根据其思维内容和形势的不同脉象又有差别，忧愁思虑则表现右侧脉象的结滞或左手起始段的涩滞难以前进；思虑挂念则右手脉的紧弦挺直；思慕惦念则表现右手脉象的敛紧。⑤精神萎靡状态：精神萎靡即"少神"，又称为神气不足，是指患者的整个精神状态疲惫，表情淡漠，少言寡笑，对外界事务漠不关心，反应迟钝，目视茫茫，是轻度失神的表现。又有"神疲"、"倦怠"、"疲乏"等称谓。脉象表现：迟缓怠慢，特征主要表现在右手脉的起始部有怠慢的感觉。

4. 预测心理疾病的易患性

脉象对人类个性具有判定作用，因此，对人们心理疾患的易患性就具有非常可靠的预测作用。如脉急数、性急躁者则易患烦躁焦虑；脉舒缓、性情宽缓或性格内向脉沉者，则易患郁闷不舒；脉浮、性情高傲者则易情绪亢奋；脉体紧细之人心小，做事谨慎之人则易患思虑和惊悸；脉涩滞而浊之人愚钝或性格怪异则易患郁闷不舒；脉象挺直者易患强迫症。无论是西方还是东方，目前心理学界诊察疾病的方式主要是访谈和观察，缺乏真正反映人体内心世界的客观性指标，心理脉象的研究必将填补这项空白，成为一个客观的认识人体心理活动的重要信息来源和衡量心理紊乱的客观指标。因此，在系统挖掘古代心理脉象理论和论述的基础上，积极开展心理脉象的基础和临床研究，不断总结完备，形成中医脉象学的重要分支——心理脉学，实属必要。

参考文献

[1] 洪昆辉，译. 思维过程论［M］. 昆明：云南大学出版社，2001：99.

[2] 齐向华. 失眠症患者"昼不精，夜不瞑"状态的相关理论及临床研究［J］. 山东中医药大学学报，2005，29（2）：131 – 133.2327.

诊脉判断和处理急症的过程及体会

齐向华

山东中医药大学附属医院，济南 250011

摘　要：通过四则急诊病案，记述诊脉分析和处理的过程，指出中医脉象诊断对于指导临床辨证用药、判断疾病的根本病因、判断预后及中西汇通、辅助西医诊断，均具有重要的指导意义。

关键词：脉象；急诊；验案

笔者临证中"识脉"、"审脉"能力的练就，主要来自于两个方面，一是熟读古代详细记载脉象的医案，并根据案中的病机默默在心中重复所描述脉象的手指感觉反应；二是在二十余年的中医急症和神经内科工作中进行反复印证。急诊和神经内科病人有一个共同之处，就是往往有意识障碍，部分临床资料要通过询问病人的陪人或家属间接获得，因此，与患者实际情况或多或少的存在偏差，这使得笔者产生了中医辨证主要依靠客观体征的认识[1~2]。脉象是中医体征一项非常重要的内容。实践证明，医者通过脉象特征可对患者的整体状况，病因病机做出明确的判断，指导治疗措施的实施。以下是笔者凭脉判断和处理的几则急诊病案，整理如下以飨读者。

1. 急性胰腺炎

李某，女，48 岁，因"反复发作左上腹痛 2 年，加重伴恶心呕吐 1 天"，于 2001 年 8 月 4 日 13 时收住我院急诊科。现病史：患者近 2 年来，反复发作左上腹部疼痛，经过理化检查确诊为"胰腺炎"。自 13 时许，患者左上腹部持续性疼痛，恶心呕吐，来我院急诊室。体格检查为 T：37.5℃，P：80 次/min，R：20 次/min，BP：120 /80 mmHg。中年女性，神志清，心肺检查正常，腹胀，左上腹部轻度压痛。理化检查：白细胞计数 12×10^9/L，血淀粉酶 86 温氏（Winslow）单位。中医诊断：腹痛；西医诊断：急性胰腺炎。处理：注射解痉止痛剂、抗生素和维生素、制酸剂等。虽经以上处理，患者疼痛始终没有明显缓解。20 时接夜班后巡视病人，中医查体发现，舌质黯红，舌苔黄燥，脉象左手弦大有力，右手弦紧，证属肝火冲逆，阳明热结。询之患者果然系暴怒后诱发。经过分析病因病机，劝其服用中药，处方：柴胡 12 g，白芍 30 g，枳实 15 g，大黄 9 g，芒硝 6 g，茵陈 15 g，黄芩 12 g，郁金 12 g，牡丹皮 21 g，玄参 30 g。1 剂水煎服，当晚服药后约 2 h，开始出现排气，腹痛和呕吐渐止，排便 1 次，一夜平安。晨起查房，患者自述虽然应用

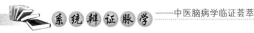

西药治疗了一下午的时间，病情始终没有明显缓解，服用中药后，随着排气的出现，病情才逐渐好转，对中药的作用给予了充分的肯定。

按 "六腑以通为用"，是治疗消化系统疾病的重要法门之一。因此，临床治疗消化系统传化失常所导致的疾病，首先要明确导致传化失常的病因病机，然后采取相应措施以期六腑恢复畅通。本例患者左手脉象弦大有力，说明患者有相对长时间郁怒，或属于肝火素旺之人，肝气冲逆于上，导致胃气不降，故出现腹胀、恶心呕吐等症状；右手脉弦紧是表示胃肠道处于痉挛状态，所以出现腹部持续性疼痛。治疗当清肝泻火，降逆通腑。"大柴胡汤"虽是治疗胰腺炎的常用方，但是本例是根据脉象表现，深入分析病机，然后选定的方剂，不是依照疾病套用的固定成方。由于笔者当时初涉脉诊领域，还没有学习过金伟和许跃远二位先生的脉法，不然就会发现更多的脉象特征了。

2. 脑梗死

李某，男，81岁。因"右侧肢体活动不利，语言謇涩1天"，于2007年9月4日由急诊室转入神经内科病区。患者2天前感头晕左手麻，住急诊室治疗。颅脑CT结论：右侧基底结梗死。虽经过脱水降低颅压、抗凝、抗血小板聚集、营养神经等治疗，但是病情仍然在不断加重，以"进展性卒中"收入病区。入院后神经系统查体：老年男性，神志恍惚，左面部中枢性面瘫，双侧瞳孔等大等圆，对光发射正常，左侧肢体肌张力低，肌力 2 级，左侧肌腱反射减低，左侧病理征阳性。心电图：缺血性心脏病。当天值夜班巡视病人，情况同入院时，而且喉中痰鸣，血压 190／110 mmHg。脉象缓滑，特征是上升起始部迟缓，冲起的脉力强弱不等，有似《金氏脉学》中所描述的交替搏[3]，说明患者目前虽然没有出现典型的心衰表现，但是有心功能不全情况，因此存在循环动力不足的脑缺血。目前血压虽然较高，但不能采用积极地降压措施，给患者家属讲明病情机制后，家属表示同意所采用的方案。处理：参脉注射液 100 mL 加入 0.9% 生理盐水 250 mL 静滴，用药后发现脉搏起始部上冲变得有力而且时间缩短，血压开始逐渐下降，继续用参芪扶正注射液 250 mL加强疗效。用药后患者神志转清，呼之能应，喉中痰鸣减轻，小便量增加，四肢末端温度上升，各种生命体征平稳，转危为安，转为常规治疗，病情逐渐好转后出院调理。

按 中医认识和治疗疾病首先要遵循整体观原则，脑血管病虽然病变部位在脑部，但却经常是全身功能障碍的局部表现，这在临证中屡次得到验证，如有中风病患者，变换各种治疗中风的方剂效果不显，接手后通过心理脉象探索出患者有久病肝气郁结，腹中气血结滞的潜在病机，检查少腹部胀满按压疼痛，经用疏肝理气，活血导滞剂，腹中结气得开，气血运行通畅，胀痛满闷消失的同时，中风病神经功能缺损也明显改善；还曾接手经治中风病患者，脉象判断出患者素有食积盘踞腹中，经用消食导积除瘀之品，病情较前明显缓解者。有人报道[4]，中风病的病情与特定的腹征相关，

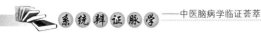

而腹征的出现，又与五脏六腑的功能状态密切相关。因此，笔者认为中医中风病研究不应该只着眼于大脑局部本身，而是要遵循中医整体观的原则，进行局部与整体相结合的，具有中医特色的深入研究。本例患者的脉象特征按"金氏脉学"是心功能不全表现，表明患者存在全身循环动力的不足，因此发生了脑部缺血的事件，这才是此次中风的真正机制，事实本身也证明，忽视了这一点，虽经过西医的常规治疗，仍然不能阻滞病情的进展。传统脉象理论对脉搏冲起的起始阶段有不同的认识，有认为是肾间元气鼓动者，有认为是心肺之气作用者，脉上者为阳，来者为阳，至者为阳，该部的迟缓无力总之与机体"元气"、"大气"不足有关，周学海对脉象来去的盛衰给予了详细描述："凡脉来盛去衰者，心肺有余，肝肾不足也；来不盛去反盛者，心肺不足，肝肾有余也。《脉如》曰："动前脉盛，气有余；动前脉衰，气不足。应后脉盛，血有余。应后脉衰，血不足[5]"。可见，本例患者的脉始动不足，表明正气亏虚，气虚而血瘀，所以用大补元气的人参、黄芪起到了力挽狂澜的效果。再值得讨论的就是血压问题，患者当时的血压很高，但是脉象特征不似实热内结者的沉实有力，据此判断，此时的血压是由于脑部循环的障碍，机体为保证大脑的血液供应反射性升压所致，所以斯时没有选择降压，而是反其道行之，应用药理实验具有升压作用的人参、黄芪制剂，用药之后血压不升反降，是脑部循环得到改善的明证。

3. 中风病突然发热

张某，男，71岁。因"意识不清2年"于2002年11月17日收入院，患者2年前曾患"多发性脑梗死"，从此成为"植物状态"，一直靠鼻饲进食营养，维持生命。神经系统检查：老年男性，醒状昏迷，四肢肌肉萎缩枯瘦，双上肢屈曲，双下肢伸直，双侧病理征阳性。双肺底可闻及少许湿啰音，其他无异常发现，三大常规和血生化检查基本正常。给予常规支持治疗。入院2个月后的一天，常规查房发现患者脉象，由原来双侧的沉细变成了浮大无根，至数没有变化，除原有的神经缺损症状外，其他神经系统和内科查体无异常发现。嘱其家属要密切注意患者的体温，如果出现体温升高、面红、黏汗出等征象，则是生命垂危的表现，要做好心理准备。果然2天后患者出现上述症状，虽应用各种抢救方案，但是患者还是出现多脏器衰竭而死亡。

按　久病之人气血阴阳亏虚，正气不足，因此，脉象应该表现脉道不充盈的沉细脉，若是出现脉形变浮，常有几种情形：一是感受外界风寒邪气，患者由于正气不足，机体反应能力较差，其外感表现常常或轻或无，但其脉的浮象，是依据时间性从左寸脉开始逐渐发展致尺部，时间即久则发展至右手脉，而且虽然脉浮但是不会出现浮而散的特征；《脉义简摩·李东垣内外伤辨脉》："古人于脉上，辨内外伤于人迎气口：人迎脉大于气口，为外伤；气口脉大于人迎，为内伤。……外感风寒，皆有余之证，是从前客邪来犯也，其病

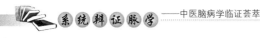

必见于左手。……故外感寒邪，则独左寸人迎脉浮紧，按之洪大。紧者急甚于弦，是足太阳寒水之脉。……若外感风邪，则人迎脉缓大于气口一倍，或两倍三倍。"二是慢慢变浮，而且是双侧脉的同时变化，则要注意有阴阳离脱之虞；三是本例情况，患者脉象属《伤寒论》之"脉暴出者，死"，表示机体阴阳的骤然离绝。后世医家也认为"老人、虚人、产后、久病人，最忌脉忽强盛，恐汗出上脱立危也"。不但是"脉暴出"，久病体虚的老年人体病而脉不病者预后也不良，"慎柔和尚曰：凡久病人，脉大小洪细浮沉弦滑，或寸浮尺沉，或寸沉尺浮，但有病脉，反属可治。如久病，浮中沉俱和缓体倦者，决死"。

4. 慢性格林—巴利综合征呼吸困难

张某，男，43岁。因"四肢麻木无力，伴胸闷呼吸困难半年余"，于2001年3月5日收入神经内科病区住院治疗。患者自2000年7月开始出现四肢麻木无力，呈渐进性发展，渐致不能行走。在某省级医院做脑脊液检查蛋白增高，肌电图检查运动传导速度减慢，诊断为"慢性格林—巴利综合征"。用甲基强的松龙冲击治疗，症状未能缓解，并且经常出现呼吸困难，认为是疾病影响到呼吸肌运动，建议做气管内插管予以呼吸机辅助呼吸，患者拒绝，随转来我科寻求中医药治疗。入院后神经系统查体：颅神经检查正常，四肢肌肉轻度萎缩，肌力2级，肌张力减低，四肢肌腱反射减退，四肢末端呈对称性感觉减退，病理征检查阴性。中医诊断：痿证；西医诊断：慢性格林—巴利综合征。给予常规营养神经剂治疗。入院第 2 天，患者夜间突然出现胸闷憋气，呼吸急促困难，不能平卧，观察胸廓呼吸动度尚可，脉诊双脉弦硬大，冲击而上，脉象不像大气陷下或肾不纳气的征象，据脉辨证属中医肝气冲逆犯肺，因此判断患者不是呼吸肌麻痹，而是癔病性过度通气，给予安定 10 mg 肌注，用药后呼吸渐渐平稳，安然入睡，第 2 天清晨患者自述精神情绪非常好。中药内服平肝熄风剂加人参、山茱萸，病情渐渐好转，未再发生呼吸困难，肌力和感觉障碍渐渐恢复，调理 3 个月后生活基本自理，出院。

按 神经系统疾病中的神经、神经肌肉接头和肌肉疾病，出现呼吸困难者应用安定类药物一定要谨慎，以免抑制呼吸中枢，这是基本常识。但根据本例患者脉象特征判断，是过度通气而非呼吸肌麻痹，因此肌注了安定，这是笔者根据脉象诊断西医疾病并指导用药的一个例子。见过许多重症肌无力、格林—巴利综合征和运动神经元疾病出现呼吸肌麻痹的患者，虚证者居多，其脉象多表现浮大无根，纵然是浮大有力，但稍稍用力按压即显现出脉动的外强中干之象的芤脉，表示机体内阴阳相离，浮阳外越；也有患者的脉象双寸全无，而尺部浮大毫无内敛之力，是大气下陷之象，治疗或温阳回纳或益气升提，总以扶正为主。此例患者属张锡纯所说的"冲气上冲"[6]，常见临床表现：腹中膨闷，哕气、呃逆连连不止，甚则两肋疼胀、头目眩晕。该患者没有以上症状，而是表现了肺气上逆的喘促。"冲气上冲"的病机，缘

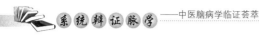

由肾虚，封藏不利，冲气不能收敛；或"肝气恣横，素性多怒之人，其肝气之暴发，更助冲胃气上逆"，本例患者脉象特征表明属于后者，肝气旋动冲逆激荡，肺气不降则呼吸困难；另外，肝为罢极之本，肝风内动，四肢筋脉不为主持，则四肢不用，尚尔寿先生曾对肝脏功能失调，导致的四肢肌肉、神经病变的病机进行过研究探讨[7]。

5. 结语

实践证明，急症虽然病情凶险，变化多端，但是只要辨证准确，用药及时，救治急症中医中药也能够发挥出独到的优势。要实现这一切，脉诊以其便捷和准确，可以发挥出巨大的作用。方寸之间，可以对患者的整体状况迅速做出判断，以免漏诊和顾此失彼；及时分析出疾病的病因病机和轻重缓急，准确指导辨证用药；通过脉象的微观全息功能，辅助西医诊断；通过中西汇通，明确判断患者预后。因此，开展中医急诊脉象研究，对提高中医药救治急诊的能力，具有重大的现实意义。

参考文献

[1] 马永刚，齐向华，杨敏. 血管性痴呆瘀血阻络证中医辨证体征临床研究 [J]. 天津中医药，2007，24（4）：289-291.

[2] 王新新，齐向华，彭伟，等. 血管性痴呆肝阳上亢证的

临床辨证体征［J］. 江西中医药，2007，38（5）：25-26.

［3］金伟. 我的脉学探索［M］. 北京：中国中医药出版社，2000：106.

［4］金鸿伟. 腹诊在中风临证中的应用［J］. 浙江中医杂志，1987（9）：385.

［5］郑洪新，李敬林. 周学海医学全书［M］. 北京：中国中医药出版社，1999：422，470，479，413.

［6］张锡纯. 医学衷中参西录［M］. 2版. 石家庄：河北人民出版社，1974：576.

［7］刘少云. 尚尔寿教授诊治重症肌无力经验撷拾［J］. 中医药学刊，2001，19（1）：306.

脉诊在辨证施护意识障碍者中的指导作用

齐向华

山东中医药大学附属医院，济南 250011

摘　要：通过记述临床病案凭脉指导辨证施护，指出积食、脱水、肺部积痰和大便秘结的脉象特征和相对应的护理措施，体现脉诊在指导辨证施护的重要作用，提示在中医护理队伍中开展临床脉象理论和实践的教育，对创建具有中医特色的护理理论和护理队伍大有裨益。

关键词：脉诊；辨证施护；验案

中医脉诊是中国文化的一枝奇葩，是我们的先人对世界医学一项极其重大的贡献，脉诊的指导作用贯穿于整个中医临床活动中，除辨证施治外，笔者体会脉象也可以对临床护理起到指导作用。护理工作是整个医疗活动的重要组成部分，与患者的康复有着密切关系，神志清醒的患者能够表述自身情况，并给予护理工作各方面的配合，但是意识障碍的患者则不能做到，患者的一切情况都需要陪护者的主观判断，因此能够探索出准确判断患者所处状态的客观依据就显得非常重要。脉象诊断以其客观实在性使医者直接感受患者的真实状况，具有非常方便、快捷和准确的特点，以下是笔者通过诊脉指导辨证施护的经验及体会。

1. 积食

吕某，男，49 岁。因"脑出血开颅血肿清除术后，神志不清 3 个月"于 2005 年 9 月 15 日收入院。患者手术后一直依靠鼻饲进食，经常出现腹泻，呈黏糊状，每日二三次，大便常规检查无异常。入院后诊脉发现患者右侧脉象沉滑滞涩，由此分析腹泻的原因是由于饮食过量，偏于肥腻，遂嘱鼻饲之品稍清淡，并减少每次的入量，经过以上处理果然腹泻停止，病情也明显得到改善，经过神经康复等治疗，最后意识变清，并可以持杖下地行走。

按 中风病患者的康复程度与护理得当与否关系重大，目前临床所见患者的饮食过量是一个重要的病理因素，饮食过量造成食积，使得患者机体的气血运行不畅，进而影响脑部的血液循环的改善，导致中风后的康复缓慢或反复发生中风（笔者有相关文章发表）。积食作为一种内伤因素历来为医家所重视，关于食积的脉象古代医家众说纷纭，集中认为其特征出现在右手脉，脉的形态则有"浮大而涩"、"关滑"、"紧而滑"、"右手尺内脉伏"、"短脉"、"浮滑"、"脉弦"、"脉紧"等。笔者体会食积脉象特征是右关脉沉滑黏

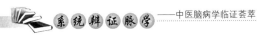

滞，所谓浮是因为食积日久化生痰浊上泛于肺而表现出痰浊壅肺的脉象，但这种脉浮滑多出现于右寸部位，而右关部的浮滑而鼓起多见于肝气犯胃，木郁土中，痰热互结；脉势是一种涩和滑相兼的黏滞不畅感，笔者定为"黏滞脉"，这种涩和滑相兼的脉象主宿食内结，周学海曾有过论述[1]，至于说古人所形容的"短"、"涩"、"滑"等都是对这种黏滑滞涩感不同侧面的描述。

2. 脱水

董某，女，87 岁。因"左侧肢体活动不利，伴吞咽呛咳 5 天"，以"脑梗死"于 2007 年 7 月 7 日收入院。入院后给予脱水、改善循环和脑细胞营养等治疗。查房时发现患者的脉象细数而干涩，尤以左尺为甚，表示体内处于脱水状态，询之陪人果然患者因为吞咽呛咳导致进水量很少，遂嘱给予采取鼻饲方法增加液体的入量。经过处理后患者细而干涩的脉象得到明显改善。

按 中风病急性期经常需要应用脱水治疗，加之患者由于意识障碍所以没有主动进水的要求，并且经常吞咽呛咳等，导致进水量不足，进而体内脱水。临床判断脱水的指征：精神不振或躁动不安、口渴、尿少、口唇干，眼窝凹陷，皮肤弹性差等。但是对于形体肥胖的患者，根据以上征象作出判断有些困难，而通过脉象则能够迅速地得到判断。古代医籍没有脱水脉象的记载，笔者对该脉象的认识系得到《王孟英医案》的启示，王氏医案描述"不能饮食，小便量少"的脉象为"尺细而干"、"脉极弦细而促"、"细数而涩"、"细涩"、"弦细而涩"等。据此,笔者通过临床摸索出了左尺脉细数而干涩的脱水特征脉象,脉形沉细表示循环血量的不足,血管充盈不足;脉势涩滞不畅,给人以干涩的感觉,表示血容量不足,血液黏稠度增加。至于脉象的数、促等则是机体代偿性提高心率以增加血液循环所致,是脱水后的脉象附加成分,而不是必备成分。笔者经常用这种脉象特征控制意识障碍患者的液体入量。

3. 肺部积痰

于某,男,80岁。因"中风后神志不清,长期卧床2年"于2005年10月28日入院。住院期间反复出现发热,给予抗生素治疗,病情时好时坏。接管病人后,诊得右寸脉浮滑,尤以右寸桡侧缘明显,系许跃远脉诊的肺和气管部位阳性脉晕[2],表示患者呼吸系统感染。遂嘱给予院内制剂"肺得宁合剂"鼻饲,以润肺化痰,并结合定时翻身、拍背排痰,及时排除痰液,由此患者情况得到明显改善。

按 意识障碍长期卧床的患者咳嗽反射减退和排痰不利,很容易导致痰邪阻肺,出现坠积性肺炎,甚至危及病人的生命,因此呼吸道的护理非常重要,临床通过听诊肺部呼吸音的变化和干湿性啰音可以进行判断,中医脉诊也可以起到同样的效果。古人认为痰浊阻肺的脉象特征为右寸脉的浮滑或沉滑,《脉诀启悟注释》:"右寸脉滑,哮喘痰嗽。"笔者体会,右寸浮滑,典型的如盘走珠之感者,表示痰液较稀

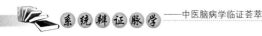

容易排除，这时通过给患者翻身、拍背就可以排除痰液；而右寸沉滑黏滞，如周学海所说的带丝的感觉，这表示痰液较稠[1]，单纯地给患者翻身、拍背排除痰液困难，要适当应用中药的软坚化痰或西药稀释痰液的药物。如果患者同时有食积脉象，则表示是食积生痰，这时需要控制饮食的质和量，本例患者就曾多次出现因为进食高热量饮食后而出现痰浊阻肺，通过调整进食的量后病情改善。

4. 大便秘结

向某，男，74 岁。患者因"脑萎缩植物状态"在本科治疗数年，经常大便秘结，数日一行，长期用"开塞露"塞肛帮助排便，但是由于时机不好掌握，用"开塞露"塞肛后有时可下大便，有时则徒劳无排便。接管病人后每天清晨查房，诊脉如果右尺脉呈现有力缓滑之象，则表示患者有宿便积存，嘱陪护人员给予开塞露塞肛，如果不显现以上的脉象特征则表示没有宿便，暂不给予开塞露，这样每次都能及时帮助排便，省去陪护人员许多徒劳的工作。

按 长期卧床的病人由于肠蠕动减慢，大便秘结非常常见，如果乙状结肠和直肠部位没有宿便，仅凭不大便的时间盲目给予肥皂水灌肛或开塞露塞肛，起不到帮助排便作用，但增加患者不必要的痛苦和陪护人员的工作量。宿便积存的腹部触诊触及左下腹的粪便块是诊断的一种方法，但是对于一些肥胖之人或严重肠道积气的病人有时就有困难。中医对大便秘结的脉诊认识最早见于《伤寒论》，"趺阳脉浮而涩"

是腹中有燥屎的特征。大便秘结脉象特征出现的部位古人都毫无疑义将其定位右手尺部，但涉及的脉形则有"浮"、"数"、"涩"、"实"等，《脉诀》云："（浮脉）尺部见之风入肺，大肠干涩故难通。"《诊家枢要》、《诊家正眼》、《古今医统》、《脉如》等均有相同记载。《王孟英医案》李竹虚令郎初秋患感案："以承气汤加减，三下黑矢，黄苔始退，即能啜粥，以其右关尺迟缓有力，故知有燥矢也[3]。"笔者认为便秘的脉象是右尺脉的实长有力，如果大便干结，津枯肠燥很重则脉象显现涩象，《诊家枢要》云："尺涩，大便涩，津液不足。"需要鉴别的是右尺脉滑长不实则往往表示结肠的炎性病变，《诊家枢要》云："尺浮而虚元气不足。"此时大便不硬反而腹泻；若是右尺脉弦紧而长，则表示有右侧腰腿部位的疼痛。《脉简补义》云："浮在后（指尺言），其病在里，腰痛脊强不能行。"这些都是临床需要认识的不同脉象特征和所主疾病。

另外，神志不清患者有时会出现精神萎靡加重，通过脉象可以发现患者有外感的征象，这是由于老年人机体的反应能力较差，没能及时出现外感症状的缘故，经过给予治疗外感的中药情况可以得到改善，关于外感的脉象，《诊家枢要》有"左寸浮，主伤风发热，头疼、目眩及风痰……右寸浮，肺感风寒，咳喘、清涕、自汗体倦"的论述，除以上脉象特征外，笔者体会若是患者右尺脉出现躁数之象则预示体温将要升高，此时就要采取治疗措施并嘱陪人对体温给予关注。

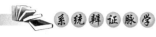
5. 体会

"切而知之谓之巧"，通过脉象所表现出的特征，对患者机体内在情况的真实性给予全面掌握，从而提高临床辨证施护的质量，对创建具有中医特色的护理理论和护理队伍大有裨益。因此，笔者认为在中医护理队伍中开展临床脉象理论和实践的教育大有必要。

参考文献

［1］郑洪新，李敬林．周学海医学全书［M］．北京：中国中医药出版社，1999：559，584．

［2］许跃远．中华脉神［M］．合肥：安徽人民出版社，2007：329．

［3］清·王士雄．王孟英医案［M］．北京：中国中医药出版社，1997：14．

中医感冒脉象浅谈

齐向华

山东中医药大学附属医院，济南 250011

摘　要： 系统总结传统脉诊和微观脉法的各种感冒脉象特征，归纳出从脉诊辨治内伤尤似外感证的要点，并提出深入研究感冒脉象的必要性。

关键词： 感冒；脉象；内伤

1. 感冒概述

中医学认为感冒是感受风邪或时行病毒，引起肺卫功能失调，出现鼻塞、流涕、喷嚏、头痛、恶寒、发热、全身不适等为主要临床表现的一种外感病证。感冒以风邪为主因，在不同季节，每与当令之气相合伤人，而表现为不同证候，如秋冬寒冷之季，风与寒合，多为风寒证；春夏温暖之时，风与热合，多见风热证；夏秋之交，暑多挟湿，每又表现为风暑夹湿证候；另外还有梅雨季节之夹湿，秋季兼燥等感冒亦可见之。因此，中医将感冒分为风寒、风热、暑湿三大基

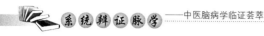

本证型。

西医认为"感冒"是急性上呼吸道感染，70%～80%由病毒引起，主要有流感病毒（甲，乙，丙）、副流感病毒等；受凉，淋雨，过度疲劳等因素诱发；老幼体弱或有慢性呼吸道疾病如鼻旁窦炎，扁桃体炎者，更易罹病。主要病理是鼻腔及咽黏膜充血，水肿，上皮细胞破坏，少量单核细胞浸润，有浆液性及黏液性炎性渗出，继发细菌感染后，有中性粒细胞浸润，大量脓性分泌物。

感冒的症状主要有：①上呼吸道症状：急性鼻炎或上呼吸道卡他症状，咽干，咽痒或烧灼感，喷嚏，鼻塞，流清水样鼻涕，2～3天后变稠，可伴咽痛，听力减退，流泪，味觉迟钝，呼吸不畅，声嘶，少量咳嗽等。②下呼吸道症状：支气管炎，胸闷胸痛，咳嗽吐痰。③全身症状：发热畏寒和头痛，消化系统症状。体检：鼻腔黏膜充血，水肿，有分泌物；咽部充血；扁桃体肿大，充血，表面有黄色点状渗出物；下淋巴结肿大，压痛；肺部体征不显。

2. 单纯感冒的脉象

临床治疗感冒，首先分清是单纯外感，或是内伤尤似外感。单纯的外感是感受了外界的风、寒、暑、湿、燥、火六淫邪气，脉象特征是有外邪入中的脉象特征。

2.1 风寒感冒

左手脉的浮紧是传统认识："外感乃六淫之脉，必左关部浮大有力，左尺寸俱带浮洪，其外症必头疼发热，恶寒怕冷，或腰疼而咳嗽，或善嚏而流涕，务宜汗之散之（《医学指要·卷五·诊病方脉总论》）。"当代老中医彭应天认为如果患者左手脉的内侧和外侧出现线状脉就是感冒（防风脉、桂枝脉）；本人则感觉是右手关脉内侧出现线状脉，是感冒风寒的特征，多伴有身体的疼痛。

2.2 风热感冒

寸部脉的浮大，"外感暑热之邪，深者皆系左脉弱散于右，浅者但两手浮滑，或右关前浮大而已（《脉简补义·卷上·诸脉补真》）。"用许跃远老师微观脉的观点是寸部脉出现鼻部、扁桃体肿大，颈部、颌下淋巴结肿大阳性脉晕脉象。

2.3 暑湿感冒

暑湿内阻，气机不畅，上呼吸道炎症同时伴发胃肠道症状，脉象表现右手关脉或延及尺脉的滑数，桡动脉与周围组织界限不清，也即王孟英所说的脉象模糊。

2.4 燥邪感冒

感受外界的燥邪，体内的阴津受伤，则现左尺干涩，或整体脉的干涩不畅。

2.5 气管炎症

出现"金氏脉学" A_2 点前点位中层深层面致密软涩搏。

2.6 发热脉象

临床体会如果右尺出现躁数急速脉象，则表示即将或已经发热。

古人有"脉浮主表"的说法，其实感冒的脉象常常不是

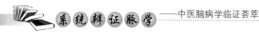

如古人所讲的是单一表现，而是根据病变的部位出现相应的脉诊特征组合，如风热感冒上、下呼吸道出现炎症并发热，则会同时出现寸脉浮大（许氏脉诊的鼻部、扁桃体炎症的阳性脉晕），"金氏脉学" A_2 点前点位中层深层面致密软涩搏，和左尺脉的躁数。因此感冒脉象是根据不同病变部位出现的一组脉证特征组合，临床要具体情况具体分析。

3. 内伤尤似感冒脉象

西医诊断的"感冒"不能完全等同于中医的外感，依临床所见，常有患者具备典型的感冒病位脉证，但是认真审视会发现患者还有内伤的脉象，这时单纯应用治疗外感的方药会发现效果不理想，其实这是内伤发病的尤似外感证，治疗当先调解内伤，兼用治疗外感的药味就会收到良好的疗效。

3.1 情志内伤

在外感脉证的基础上，如果还见有结滞、麻涩、躁动等脉象特征，则表示患者分别存在思虑过度、郁闷不舒、烦躁不安状态。此为中医的情志内伤，气机不通而郁滞，五志化火上攻，从而出现与外感相似的症状。治疗当以解思定虑、疏肝解郁、清心除烦等法为主稍佐解表之品，定能收到良好的疗效。

3.2 饮食内伤

如果感冒的脉证存在，同时并见脉象沉滑或洪滑，周学海所称的"脉有无数细丝"，这是饮食不节，积滞内阻，化生痰浊，酿成火热，发见于外的结果。此即戴原礼所说：

"伤食之证，胸膈痞塞，吐逆吞酸，噫败卵臭，畏食，头痛，发热，发热恶寒，病似伤寒。"治疗当以消食化痰方为主进行化裁。

3.3　劳倦内伤

出现西医诊断的"感冒"典型症状，但出现的是右手脉浮大无力特征，这是劳倦内伤，气血不足，"气虚发热"的典型脉象，李东垣论之详矣。治疗当甘温除热，用补中益气汤类方化裁。

由此可见，感冒虽然是常见的普通病证，但是却蕴含着复杂的辩证关系，通过对其论脉诊信息的获取，可以了解感冒的病因病机，并及时做出应对处理。因此，认真研究总结感冒相关的脉诊特征实属必要。

咳嗽的脉象特点

田　康[1]，齐向华[2]

1 山东中医药大学，山东济南 250014；
2 山东省中医院，山东济南 250011

摘　要： 从脉学文献记载中探究了咳嗽脉象的描述，总结了咳嗽的脉象诊断规律，为临床诊治咳嗽提供一定的参考。

关键词： 咳嗽；脉象；诊断

咳嗽是常见病，并可作为一种症状出现在多种疾病的发展过程中。脉诊有助于了解咳嗽的病因、病机，并判断其预后；也可以帮助多种疾病咳嗽症状的鉴别诊断，是咳嗽治疗的重要诊断方法。

1. 咳嗽的脉象特征

笔者认为右寸脉上延到鱼际为咳嗽的脉象特征。其脉象与咳嗽时引气上咳的这一动作的气机相似，皆为气机上越。

《脉经》认为右寸超出其位，上达鱼际为肺气上逆，发而为咳的表现。《脉因证治》引用《脉经》中的"脉出鱼际，逆气喘息"作为咳嗽的首要脉象[1]。周学海也有相似描述："脉之自尺上涌于寸者，多主头目晕眩，胸膈痞满，咳嗽，呕逆之证。"

2. 平脉辨咳嗽的外感内伤

张景岳提出，咳嗽首辨外感与内伤。但是外感与内伤的分辨十分复杂，尤其常见两方面并见者。如《辨证脉学》中指出外感后的咳嗽，应用解表药物不效，脉诊发现有肝气郁结。这是感受的外邪诱发了肝木侮金的过程而形成的咳嗽，外感是显性病因，肝气郁结是潜在病因，脉诊对潜在病因的诊断，分辨外感内伤，指导治疗具有重要作用[2]。

3. 平脉辨咳嗽的病机

通过脉诊来辨别咳嗽的病因，并推断出咳嗽的病机。如《脉因证治》中归纳的"浮为风，紧为寒，数为热，细为湿"的外感咳嗽脉象，以及"浮紧则虚寒，沉数则实热。弦涩则少血，洪滑则多痰"的"生于内气之所郁"的内伤脉象特点[1]。

3.1 脉紧

咳嗽脉紧者，多为过食生冷或受寒凉所致的咳嗽。肺寒则脉紧，多由于饮食生冷导致。《伤寒论》中"假令咳者，坐饮冷水，故令脉紧也"并指出"肺里寒，故令脉紧也[3]。"《金匮要略》曰"寒令脉急"。对于紧脉的阐述，《伤寒论》中指出"诸紧为寒"。《诊家枢要》中描述右寸脉若"紧而沉滑"则为"肺实咳嗽[5]"。

3.2　脉涩

咳嗽脉涩者，多为伤燥的咳嗽。不可一见痰嗽，竟治脾湿。有伤于肺燥者，脉见右寸脉涩。《脉诀启悟注释》中指出"右寸脉涩，伤燥咳沫"。

3.3　脉沉

咳嗽脉沉，多为虚证或者饮病。《脉经》中的扁鹊脉法认为脉"大而沉"者为咳[6]。《诊家枢要》中指出"右寸沉"者，为"肺冷"，为"寒痰停蓄虚喘少气"，"沉而紧滑"亦为咳嗽。

3.4　脉浮

咳嗽脉浮，多表明咳嗽有表证的因素。《四言举要》认为"咳嗽多浮"，《诊家枢要》中右寸脉浮则为风寒，见"咳喘清涕"。若为右寸脉浮洪，则见"肺热而咳"。若为右寸脉浮而迟则为"肺寒喘嗽"。《金匮要略》中，有"咳而脉浮者"一条方用厚朴麻黄汤[4]。其"肺胀"的治疗以脉浮为指导用方的标准进行论述，如"脉浮大者，越婢加半夏汤主之"和"脉浮者，心下有水，小青龙加石膏汤主之"。

3.5　脉滑

咳嗽脉滑，多数医家认为并见痰病。《濒湖脉学》中论述滑脉时指出"寸滑膈痰生呕吐，吞酸舌强或咳嗽[7]。"又如《醉花窗医案》中言"因痰而咳嗽"，指出此种咳嗽脉象特点为"右寸亦滑","此连坐也"意为因痰病而导致了咳嗽，故曰连坐。

3.6 脉数

咳嗽脉数，多见于肺热咳嗽。《濒湖脉学》中论述数脉时指出"寸数咽喉口舌疮，吐红咳嗽肺生疮"。《脉诀汇辨》中言"右寸数者，咳嗽吐血"。《金匮要略》言肺痈指出"寸口脉数，其人咳，口中凡有浊唾涎沫"。

3.7 来徐去疾

咳嗽脉来徐去疾，多为气虚下陷致虚性咳嗽。如《素问》中言"夏脉"不及，"则令人烦心，上见咳唾，下为气泄"。夏脉不及即为"来不盛，去反盛。病在中"。

3.8 脉弦

咳嗽脉弦，可见于兼有痰饮病的咳嗽。《金匮要略》："咳家其脉弦，必有水，十枣汤主之。"《诊家枢要》中右寸脉弦则为"肺受寒"，症见"咳嗽胸中有寒痰"。

3.9 脉促

咳嗽脉促，可见于痰积的咳嗽。《濒湖脉学》中论述促脉之言"促脉唯将火病医，其因有五细推之。时时喘咳皆痰积，或发狂斑与毒疽[7]。"时时喘咳而脉促者为痰积所致。

3.10 脉弱

咳嗽脉弱，多见于虚性的咳嗽。《景岳全书》外感之嗽，"凡属阴虚少血，或脾肺虚寒之辈，则最易感邪"。"但察其脉体稍弱，胸膈无滞，或肾气不足，水泛为痰，或心嘈呕恶，饥不欲食，或年及中衰，血气渐弱，而咳嗽不能愈者，悉宜金水六君煎加减主之，足称神剂。"以脉体稍弱为应用金水六君煎的标准。《脉经》中论述肺痿，认为"其人欲咳不得咳，咳则出干沫，久久小便不利"，其脉象特征为"甚则脉浮弱"。若为咳而脉浮弱者，应当注意是否为肺痿。

3.11　寸关尺对比

由于在寸关尺与脏腑的配属中多以右寸配属肺脏，所以咳嗽的脉象多数言及右寸。如《脉经》"平三关阴阳二十四气脉"中指出"右手关前寸口阳绝者，无大肠脉也"，并指出这种脉象会"立秋节即咳"。李建生教授提出了右寸脉浮，主调肺气；沉见寸关，主调肾气；左关候肝，重在疏降[9]。《脉经》中也有以寸关尺对比来描述咳嗽的，如"弦反在上，微反在下，弦为阳运，微为阴寒，上实下虚"。这种咳嗽的特点是"咳则吐涎沫"。且这种咳嗽不能泄下，因为"下之咳则止，而利不休"。通过左右寸关尺的对比，可以了解咳嗽与五脏六腑的关系，而不仅仅是肺脏。

4. 平脉断咳嗽的预后

通过脉象的诊断，能够推测咳嗽的预后。《四言举要》中对于咳嗽的预后归纳为"沉紧小危，浮濡易治，喘急息肩，浮滑者顺，沉涩肢寒，散脉逆证"。与《脉经》的论述基本相同。《千金要方》论大肠腑方中对"酒客咳者"提出"其脉虚者必胸满，胸中有支饮"，认为酒客咳嗽者，如果脉虚，就有可能形成支饮，导致胸满[8]。《脉经》中也有"肺病，身当有热，咳嗽。短气，唾出脓血，其脉当短涩，今反浮大，其色当白，而反赤者，此是火之克金，为大逆，十死不治"。结合了五行生克的关系进行推测。《金匮要略》中"久咳数岁，其脉弱者可治，实大数者，死。其脉虚者，必苦冒。其人本有支饮在胸中故也"。也是根据咳嗽的不同脉象进行的预后。

以上通过对部分中医文献，尤其是脉学文献的分析，简单地归纳了咳嗽在脉象上的规律，仍待进一步地分析总结与验证。

参考文献

［1］朱丹溪．脉因证治［M］．中国中医药出版社，2007，27（6）：60－61.

［2］齐向华．辩证脉学：从"指下难明"到"脉证相应"［M］．中国中医药出版社，2012，6：236.

［3］张仲景．伤寒论［M］．人民卫生出版社，2005，8.

［4］张仲景．金匮要略［M］．人民卫生出版社，2005，8.

［5］滑寿．诊家枢要［M］．上海卫生出版社，1984，12.

［6］王叔和．脉经［M］．人民卫生出版社，2007，9.

［7］李时珍．濒湖脉学［M］．学苑出版社，2005，10.

［8］孙思邈．孙思邈医学全书［M］．中国中医药出版社，2009，1.

［9］刘敬霞．李建生教授辨脉调气论治慢性阻塞性肺疾病［A］；第六次全国中西医结合养生学与康复医学学术研讨会论文集［C］．2009：467－470.

心理应激状态及其系统辨证脉象浅论

金美英[1]，齐向华[2]

1 山东中医药大学，山东济南 250014；
2 山东中医药大学附属医院，山东济南 250011

摘　要：人们在社会环境中会受到各种刺激，这些刺激经过一定的"加工"演化为心理应激状态，这种状态是非疾病的，但长期累积会影响人们生活及导致疾病，本文从系统辨证脉象上解读这些特殊心理应激状态，以更好地指导临床，达到未病先防的目的。

关键词：心理应激；系统辨证脉学；紧张；愤怒；欣喜；动脉；谐振波

生活的压力、工作的竞争日趋激烈，在这种环境刺激作用下，人体为适应客观要求而产生变化，即生物体在受到刺激之后，马上做出反应，以便适应这个变化的环境，这时候的状态叫应激状态。具体是指出乎意料的紧张情况所引起的一种特殊的情绪状态。应激反应包括应激生理反应和应激心理反应，绝大部分情况下两者是同时发生的。应激心理反应又可分为情绪反应、自我心理防御反应及行为反应。情绪反应主要有焦虑、愤怒、内疚、恐惧、抑郁、习得性无助等；自我心理防御主要有否认、补偿、抵消、倒退，其实自我心理防御仅仅是一种自我欺骗，但它起到了暂时解除痛苦和不安的作用；行为反应主要有攻击、退缩等。其又可分为问题应对和情绪应对。问题应对多见于当事人自认为可以改变面临的挑战时，即针对问题寻找解决的办法，情绪应对多见于当事人自认为无力改变眼前的困境，从而承受巨大的心理压力下，以固执、多样的情绪掩盖面临的问题。这一系列的反应都会全盘托出地表现在脉上，使脉象准确地反映人体心理应激状态。现从系统辨证脉学分析这一系列的心理应激状态脉象。

1. 愤怒

愤怒是一种消极的心理应激状态，当面临意愿受阻或事与愿违的情况时会表现出愤怒的状态，每个人愤怒的表现形式各不同，与先天，成长环境及个人修养都密切相关，而也有些愤怒者并不怒形于外。

当机体处于愤怒状态时，下丘脑—垂体—肾上腺轴持续亢进，肾上腺素分泌增加，引起血糖和血压升高、肌肉紧张度增高。这时脉象也随之"怒起"。

愤怒状态按其发展时间可分为急性和慢性累积，较长时间的气机郁结不畅，会导致血管壁高频率谐振波增多，对其

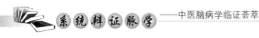

周围组织产生的震动传递加强，时间久远，这种特征可以表现在双手寸口各部，而急性期随即怒起，心脏搏出量增多，外周血管扩张，全身血液循环增快，寸口脉数、疾、高、粗、动，左关部凸，若郁而化热则兼有热辐射感。

2. 惊恐

惊恐是在遇到意料之外、自身能够承受范围之外或突然遭到攻击时反映出的应激状态，分别言之，惊为不自知；恐为自知，多伴有焦虑、躁动等异常心理，当人们处于惊恐状态时交感神经系统兴奋，使心率变快心跳有力。

脉象表现为谐振波呈多频率、多振幅性，导致脉象杂乱而出现脉"动"。心理张力升高，脉管壁张力较高，导致脉"刚"，若经历的恐惧时间久远则在右尺脉出现脉形细和搏动敛紧的特点，对周围组织的震动较少，在此上若带有关注、不忘等情节则脉体在敛紧的基础上显示出挺直之态。寿氏脉学认为惊恐脉特定地出现在尺部，脉搏搏动的高峰一掠而过，高峰过后周围局部组织传导的振动波极快地向脉管方向收敛消失。总之，惊恐脉象给诊者一种近似恐惧、紧张而缩成一条细线而哆嗦的形象感觉[1]。

3. 不安

表示一种忐忑，心里有一种不舒服的情绪，多用于表示一个人干了错事后害怕被人发现的心理，属于消极心理应激状态。

它的典型脉象特征是"动"，表现为脉搏波传导过程中所伴有的谐振波相对杂乱，呈现多频率，多振幅性，如同喷涌的泉水伴随着激昂的音乐骤然起落，动荡起伏变化其背景脉表现为脉数，血流疾急，势促，不稳，即其波峰达到时不稳定，震荡感，如荡秋千一般，右尺脉略紧缩，同时在脉动的最高峰有匆匆滑过的悸动感，整体表现为来急去急，起搏点急甚，到达高峰的时间很短[1]。

4. 欣喜

欣喜是一种积极的心理应激状态，代表着人们内心的一种愉悦情感，在愿望实现或得到满足、收获成功时常常表现出来。

表现在机体时会出现心跳呼吸节奏加快，血液含氧量增加，面色红润，眼睛明亮，心情愉快，精神振奋，随之全身的血管张力下降、舒缓，喜悦不能自持，志发于外，气机运行趋于机体之外，血管壁周向扩张和轴向搏动的幅度较大。具体表现为左寸脉的柔、缓，血管壁及其周围组织呈现松弛状态，给诊者以和谐、从容、圆润悦指的感觉[2]。

5. 紧张

紧张是人体在精神及肉体两方面对外界事物反应的加强。正面的、负面的某些情况都会使人紧张。会使情绪亢奋或躁动、活动力增加、身心能量损耗较快，反映在机体表现为心率加快，血压升高，肌肉紧张，长期处于紧张状态会导

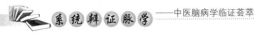

致身心能量耗竭、免疫力下降、思考与记忆力减退等。

脉象上表现右尺脉刚、直，血管壁顺应性降低，或桡动脉搏动扩张有限而迅速回敛，即"敛"脉。有时也会呈现脉搏的"短"象。

6. 结语

人体是一个密切联系的有机体，七情六欲，人皆有之，积极心理应激，有益于身心，但长期消极的心理应激状态可使机体负荷加重，甚至百病丛生。但基于个人心理、情感等因素，某些人不愿表达自己的心理应激状态，这时脉象就成为心理的映像，正确指导治疗，评价疗效。

参考文献

[1] 齐向华. 惊悸不安状态辨治析要［M］. 北京：人民军医出版社，2013：32－39.

[2] 齐向华. 系统辨证脉学培训教程［M］. 北京：人民军医出版社，2013：44.

从情志论治口僻新释

吴慧慧[1]，齐向华[2]

1 山东中医药大学，山东济南 250014；
2 山东中医药大学附属医院，山东济南 250011

摘　要：梳理口僻之病因病机，阐述齐向华教授从"情志失宜"论治口僻的临床经验，并列举病案说明，以期为临床辨证论治口僻提供一种新的思路和方法。

关键词：口僻；病因病机；情志失宜

口僻是面部一侧瘫痪，以口眼㖞斜为主要表现的病证，《灵枢》称之为"口㖞"、"僻"、"卒口僻"，《金匮要略》称"㖞僻"，民间俗称"吊线风"、"歪嘴风"，相当于西医所称的面神经麻痹。发病急，临床可见一侧鼻唇沟变浅，口角偏向另一侧，重则口角流涎，言语不清，咀嚼时食物滞于患侧齿颊之间。《内经》云："邪之所凑，其气必虚。"历代医家认为其病因多由经络空虚、风寒风热之邪乘虚侵袭面部筋脉，以致气血阻滞，肌肉纵缓不收而成。

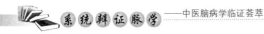
1. 口僻病因病机论疏

历代医家多把口僻归入风门之中。《诸病源候论》曰："偏风口喝,是体虚受风,风入于颊口之筋也。""风邪入于足阳明手阳明之经,遇寒则筋急引颊,故使口喝僻……。"认为风邪客脉或者气血不足体虚受风均可导致本病。《扁鹊心书》谓:"贼风入耳,口眼歪斜。"《儒门事亲》云:"夫气虚风入而为偏,上不得出,下不得泄,真气为风邪所陷。"认为气虚风入致真气郁闭发为口僻。《类证治裁》:"口眼喝斜,血液衰涸,不能荣润筋脉。"认为口僻乃血液不能濡养筋脉。《针灸集成·卷二》云:"醉后睡卧当风,不避贼风,窜入经络,痰饮灌注,或怒气伤肝,房事不节,故得此证。"认为本病病因分内外两端,内则情志失宜,外则感受风邪。《灵枢·经筋》云:"足阳明之筋……其病……卒口僻,急者目不合,热则筋纵目不开,颊筋有寒,则急引颊移口;有热则筋弛纵缓不胜收,故僻。"《杂病源流犀烛·风病源流》曰:"口眼喝斜,耳鼻常静,故风不作,口眼常动,故风易生,风摇则血液衰耗,无以养筋,故筋脉拘急,而口目为僻,皆不能卒视,宜疏风饮。"

当代医家也多承袭前人之说,认为风邪为本病的基本病机。方药中等[1]在《实用中医内科学》中将口僻的病因病机归为气虚邪中、风痰阻络、气虚血瘀、肝风内动四端,本证因风而得,治疗当祛风为主,但若为病久体虚,气血不足,当以益气养血,熄风活络,补泻兼施,勿过用风药,恐其辛燥伤阴，需要熄风止痉，可在辨证施治的基础上，配服牵正散，并指出脉络空虚风邪入中者，治以祛风通络，养血和营，方选大秦艽汤加减；风痰阻络者，治以祛风化痰通络，方选牵正散为主；气虚血瘀者，治以益气活血，方选补阳还五汤加减；肝阳上亢者，治以平肝潜阳、通络，方选天麻钩藤汤加减；气血亏虚者，治以益气养血，方选八珍汤加减。"盖中风之候，有真中、类中之别，中经络、中脏腑之分。"基于此，林国强等[2]认为口僻乃真中风范畴，采用化痰通络法运用牵正散加减治疗，60例患者，经过治疗后，痊愈39例，显效15例，有效5例，无效1例，治愈率达65%，总有效率98.3%，疗程最短者10天。丁元庆教授[3]认为急性口僻病在阳明，与肝脾有涉，病因有内外之分，以风为主，当从阳明论治，以疏风通络为大法，同时重视祛除兼夹邪气，祛风之中当兼和营养血，经久不愈者补虚活络，并在临床治疗中取得显著疗效。

2. 口僻病因病机新释

"风邪"为历代医家对口僻病因病机的共识，治疗也多承袭前人以疏风散邪为主。导师齐向华教授在近三十年临床诊疗中发现：一部分患者确有受风、受凉及感冒病史，该病不能一概按外邪论治，并认为情志失宜为本病之本，气火上炎，攻冲胆经为本病病机，外风只是诱发因素。

2.1 情志失宜为病之本

齐向华教授通过近三十年临床研究，总结出了五种"中

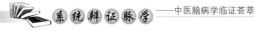

医心理紊乱状态"，即烦躁焦虑状态、惊悸不安状态、郁闷不舒状态、思虑过度状态、精神萎靡状态，并在临床中发现：口僻患者多为两种或两种以上的复合心理紊乱状态，如郁闷不舒状态合并烦躁焦虑状态，思虑过度状态合并烦躁焦虑状态等，这些心理紊乱状态多由情志失宜所致，故情志失宜为病之本。

2.2 气火（热）上炎是关键

通常情况下，七情变化并不会引起脏腑病症。七情之所以能成为精神致病因素，主要是由于外来刺激强烈或持续过久，以及人未能正确地对待外来的各种刺激，因而导致脏腑功能失调，怒志过极则气机逆乱于上，"思则气结"，结滞日久则化火化热，故其病理产物又多以气、火（热）居多。"火性炎上"，气逆兼夹火（热），灼伤脉络。

2.3 攻冲胆经发此病

足少阳胆经起于目外眦（瞳子髎穴），上至头角（颌厌穴），下行到耳后（完骨穴），再折回上行，经额部至眉上（阳白穴），又向后折至风池穴，沿颈下行至肩上，左右交会于大椎穴，前行入缺盆。本经脉一分支从耳后进入耳中，出走于耳前，至目外眦后方。另一分支从目外眦分出，下行至大迎穴，同手少阳经分布于面颊部的支脉相合，行至目眶下，向下的经过下颌角部下行至颈部，与前脉会合于缺盆后，穿过膈肌，络肝，属胆。《脾胃论》："胆者，少阳春升之气，春气生则万化安。故胆气春生，则余脏从之。此谓胆气之常。"若胆气升发太过，或外邪上扰，正如《素问·厥论》谓："少阳之厥，则暴聋颊肿而热，胁痛，不可以运。"因而，口僻多系气火攻冲胆经所致，而非邪中阳明。

3. 脉案举隅

王某，男，28岁，济南市人，职员。2013年5月3日来诊。患者自诉4天前无明显诱因出现咽痛，昨日晨起后自觉左眼睑无力，闭合不全，耳上疼痛，遂来诊。现症见：左侧眼睑闭合不全，左侧额纹消失，鼻唇沟变浅，鼓腮漏气，咽痛，无耳后疱疹，无头痛，无听力障碍，纳眠可，二便调，舌红苔薄白，脉弦。

辨证分析：据"系统辨证脉学"体系，脉象表现为：①整体脉象。热、强、疾、驶、敛、薄、直，上、高"不及"、进多退少；②左三部整体脉象。寸强尺弱、热、敛、直、上，右三部整体脉象："思"动、"郁"动、上；③局部脉象要素。左寸脉：上、粗、热、凸，左关脉：敛、直，左尺脉：敛、直、细；右寸脉："思"动、"郁"动，右关脉：敛、刚、强，右尺脉：敛、细。整体脉象最能体现个人的体质和个性，就此患者看，直、强、热表明患者为火形人，《灵枢·阴阳二十五人》曰："……多虑……性情急……。"整体脉象薄、敛表明患者性格谨慎，属金形人性格，"性情急躁刚强"，高"不及"表明患者胆小。左、右三部脉多表征患者的病机脉象系统，患者"郁"动表明患者胆小，遇事不敢与人争执，有生气郁闷病史，热表明肝气郁久化火。"思"动、关尺敛直表明患者有过度关注的事情，

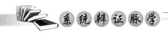

经询问，患者任职监理，最近工作较忙，上、进多退少、疾、驶表明患者急躁，刚表明患者心理张力较高。细细体会，患者"郁"动的谐振波不明显，故判断患者肝郁在前，着急在后。寸、关、尺单部脉象表征疾病的具体部位，凸表明患者有上颌窦炎，因患者急躁，导致气血充斥于上，导致尺部相对较弱，故脉象表现为寸强尺弱。因而，患者发病"过程流"可概括为：

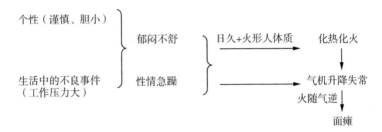

故患者的病机总属郁闷不舒加思虑过度状态，导致气机升降失常，治疗当清热平肝，解思除虑，方选天麻钩藤饮等加减以平肝疏肝。处方：天麻 30 g，钩藤 30 g，石决明 30 g，杜仲 12 g，桑寄生 12 g，川牛膝 15 g，黄芩 12 g，夜交藤 12 g，茯神 15 g，益母草 12 g，茵陈 12 g，枳壳 12 g，香附 20 g，丹皮 20 g，麦芽 15 g，赤芍 20 g，苍术 20 g，荆芥 12 g，防风 20 g，7 剂，水煎服，日一剂。复诊时，患者耳后疼痛减轻，眼睑闭合不全较前减轻，齐教授在原方基础上加玄参 20 g，乌梅 15 g，僵蚕 12 g，蝉蜕 9 g，14 剂，水煎服，日一剂。三诊时患者诸症消失，嘱续服 7 剂调理，后随访 4 周未复发。

4. 总结

齐向华教授在三十年临床实践中，遵古而不泥古，创新性地提出了自己的观点，为临床辨证论治口僻提供了一种新的思路和方法，值得推广。

（1）学术态度严谨，发前人之未发。齐师在临床实践中，态度严谨，提出对"风邪"致口僻的质疑，创新性地提出了情志失宜为口僻之本，并从情志论治口僻，发前人之未发。

（2）重视患者的心理紊乱状态，从心理层面认识疾病，填补了中医从心理学认识疾病的空白，符合中医"形神一体观"，临床值得推广。

（3）病中少阳而非阳明经，齐教授通过三十年临床时间，提出了本病病机系气火攻冲少阳胆经而非风邪入中阳明经，为临床辨治口僻提供了一种新的思路。

参考文献

［1］方药中，董建华. 实用中医内科学［M］. 上海：上海科学技术出版社，1985：423-424.

［2］林国强等. 化痰通络法治疗急性特发性面神经麻痹60例临床疗效观察［J］. 中医药学报，2005，5（33）：47.

［3］丁元庆. 急性口僻从阳明论治［J］. 光明中医，2001，6（16）：18-19.

从辨证脉学视角谈降压药物使用体会

柳洪胜

北京大学人民医院 100044

摘　要： 本文通过齐教授创立的辨证脉学体系，研究高血压的脉象及中医治疗。

关键词： 系统辨证脉学；高血压；降压

　　齐向华教授创立的"辨证脉学体系"提供给大家一种探究人体的思路，一种认识脉象的方法。如何把辨证脉学应用到临床实践中去并指导我们的临床是最终目的。下面探讨本人在应用辨证脉学研究高血压方面的临床体会。

1. 高血压的概述

　　众所周知，高血压是发病率最高、临床最常见的疾病之一，研究类似的常见病远比研究疑难病意义更大。其次，在现代医学中，高血压是最先提出个体化用药的疾病之一，也是最先把个体化治疗纳入诊疗指南中的一个疾病，现代医学也在不断完善和进步，也让我觉得中医有很大的发挥特长的空间。高血压在我国非常高发，但是人群高血压患者知晓率、治疗率和控制率都非常低。

高血压的定义：在未服用抗高血压药情况下，成年人（年龄大于 18 岁）收缩压 ≥140 mmHg 和（或）舒张压 ≥90 mmHg 为高血压。临床上执行此标准应注意以下 5 点：①不同日反复测量；②标准的水银柱式血压计为最基本、最可靠的测量工具；③静坐休息 5 分钟，30 分钟前禁止吸烟、饮茶和咖啡等兴奋性食品饮料，测量时患者取坐位，其肘关节应与心脏位于同一水平。测量舒张压时以柯氏第五相音为准。应相隔 2 分钟重测，取 2 次读数的平均值。若舒张压读数相差 >5 mmHg，则相隔 2 分钟后再次测量，然后取 3 次读数的平均值；④门诊偶测血压仍被视为最基本的指标；⑤既往有明确高血压病史、现在正在服用降压药物治疗者，即使血压正常亦应诊断高血压。降压的达标要求血压控制的目标值：普通高血压患者血压降至 <140/90 mmHg，年轻人或糖尿病及肾病患者降至 <130/80 mmHg，老年人收缩压降至 <150 mmHg，如能耐受，还可进一步降低。

2. 目前降压药物

①利尿剂：利尿剂的基本作用为排钠利尿，减少细胞外液容量与心排血量，从而降低血压。②β 受体阻断剂：$β_1$ 受体阻滞剂与非选择性 β 受体阻滞剂都具有降压作用。使心肌收缩力减低，心输出量下降，外周血管收缩减弱，使血压得

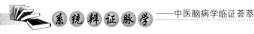

以降低。③钙拮抗剂（CCB）：CCBs 的共同特点为阻止钙离子 L 型通道，抑制血管平滑肌钙离子内流，从而松弛血管平滑肌，降低心肌收缩能力，使血压下降。④ACEI、ARB：ACEI 的降压机制包括抑制循环与组织的肾素 - 血管紧张素系统（RAS），减少 Ang Ⅱ 的生成，增加缓激肽与血管前列环素的生成；减少醛固酮分泌和钠潴留，减少神经末梢肾上腺素的释放。ARB 通过选择性的阻断 Ang Ⅱ 与其 Ⅰ 型受体（AT$_1$）的结合，使 Ang Ⅱ 的作用受到抑制，达到降压的目的。常用的降压药物就上面的四大类，至于 α$_1$ 受体阻滞剂用得较少，或是辅助降压治疗。

3. 辨证脉学角度认识高血压

从咱们中医的角度，确切地说也就是从辨证脉学的角度如何认识高血压，如何指导我们临床更好地使用常见的降压药物？1999 年我在潍坊实习的时候就能通过诊脉大致说出患者的血压，当时带教老师都觉得吃惊，当时的水平是通过诊脉来体会脉管的压力，仅能大致说出患者的收缩压的数值。当时也有一小部分患者说得不准，也不明白原因，只是当时觉得明明感觉压力不高啊，怎么和血压计不一样？后来读了齐教授的研究生，进一步学习了脉学才有进一步的体会。十多年前我在齐教授身边学习时老师就教导我，把中医学好了很多时候能指导西医的治疗。当时还不太明白，现在有了辨证脉学大家都清楚了，比如简单点的就是指导昏迷病人的补液量。我们能够利用系统脉学的手段对高血压的西医治疗方面做出一点自己的成绩也是对自己中医水平的肯定。

　　大家几乎每天都在摸高血压的脉，我说一下我自己的几种体会。先说最常见的一种情况，也是大家都会摸的一种，就是搭手就能感觉到的患者的血管壁比较硬，弹性高，一触即得。老年人多见，这种脉象要素使用到了脉管壁要素——刚，或者使用到了脉搏波要素——强；第二种常见情况脉搏速度快，脉管未必硬，这种脉象要素应用到了脉搏波要素——数，同时伴有一种情况感觉脉搏来得匆忙、慌张，这种脉象要素应用到了脉搏波要素——来；以下的几种不太容易感觉，有一种情况是感觉脉位沉，但是又感觉有向手指辐射的能量感，这种感觉应用到脉体要素——热，这种脉象还有一种说不清的模糊感，边界模糊；另外一种脉象相反，会感觉清冷感，但不是清冷感的都高，相反清冷感高的少，清冷感伴有滑稀感，形体肥胖的血压多高；还有一种脉象初一搭手感觉软，但逐渐感觉脉象出现虚张声势，感觉好累的样子，很拼命；最后一种感觉在脉搏来的时候出现血管壁的抖动、震动或者颤动的感觉，脉搏波要素的——动，这种血压不稳，时高时低。

　　以上就是我在体会高血压脉象方面的几种情形，我经过反复对比、随访，总结了一下发现能用在西药的治疗上。第一种情况，非常适合使用钙离子拮抗剂，这种情况下降压效果稳定，对血管壁的松弛非常有效，并且出现腕踝部水肿的情况非常少见；第二种情况以β受体阻滞剂为主，长效的比如博苏或者康忻，优于倍他乐克；第三种情况往往是收缩压和舒张压都高，这种情况下西医的降压效果不好，往往需要二联三联治疗，钙离子拮抗剂与 ACEI 或 ARB，慎用利尿剂，清冷感的或者感觉脉稀的，首选利尿剂，如果老年人可辅助少量钙离子拮抗剂。如果脉象初一搭手时感觉软，这种情况比较少，但是会出现很尴尬的情况，那就是一用药就快速降压，降到很低，但是停药后不知什么时候就会升高，哪种降压药物都不好用。最后那种情况，使用镇静类药物，比如我最喜欢用罗拉，其实质不是高血压，是焦虑症的一种表现，往往伴有失眠，其他的降压药物效果都不好，如果使用 ACEI 类药物会有刺激性干咳这种情况出现，还有几种顽固性高血压（继发性高血压除外）：最常见就是单纯舒张压高的，西医不容易选择药物，往往使用降压药物后收缩压比舒张压降得更厉害；其次是睡眠呼吸暂停伴有的高血压不好治；与胰岛素抵抗有关的高血压难控制。

4. 高血压的中医治疗

我下面谈一下我在高血压的中医治疗方面的体会：第一种情况大家都会，平肝潜阳。肝主血管壁。肝对应的脉刚！第二种情况，与心相关，清心、配合滋肝肾，那种有向手指辐射的能量感的，属于中医的火、热范畴。齐教授十年前就指出这种情况与大动脉微炎症有关，我常用的处方是四妙勇安汤。清冷感的或者感觉脉稀的，属肝肾阳虚应温补肝肾，西医认为是容量负荷过大，其实不全面。单纯利尿未触及疾病的本质，脉象初一搭手感觉软，这种情况比较少，需要有足够的勇气和定力！这种属于典型的气虚，重要脏器缺陷，人体高度智能的代偿！不要降压！用补中益气汤，气足后供血改善，血压自然下降。这种情况临床有证明，有些患有心梗、脑梗的病人住院或者门诊查体血压正常，也没有服用降压药物，问病史有高血压但他们自述得了脑梗或者心梗后血压就正常了。人体重要脏器缺血、呼救、升高血压。脏器缺血坏死、不呼救了，血压也不高了。还有最后那种可以中医辨证治疗，效果非常好，比如齐教授常用的半夏厚朴汤类方就挺好用的，缺血的用补中益气；胰岛素抵抗的应用脉象要素中血流要素的稠，与脾有关，要化痰，考虑顽痰为患，往往收缩压、舒张压都高；临床中最难判断脉诊的血压就是单纯舒张压高，要从脉的下降支的管壁及血流来整体把握。

以上用高血压做范例说明了辨证脉学在临床的指导作用，希望能把中医的个体化诊疗原则深入渗透到临床诊疗当中，提高我们的认知能力和诊疗水平。

应用系统辨证脉学辨治梦境障碍

王泰勇

淄博市中医医院，山东淄博 255300

摘　要： 本文通过运用系统辨证脉学辨证分析梦境内容，得出系统辨证脉学是认识疾病，分析病因病机，指导辨证治疗的有效方法。因此，加强对系统辨证脉学的学习和研究，对于指导临床工作具有十分重要的意义。

关键词： 系统辨证脉学；梦境

系统辨证脉学是遵循系统论的基本原理和基本规律，运用中医学、心理学、信息学、物理学的基本原理，容纳多学科涵盖多层面的全新脉学体系，本文通过对睡眠障碍的患者，运用系统辨证脉学的方法，对其病因病机进行分析及辨证治疗，对系统辨证脉学的临床应用做一浅析。

1. 病案一

王某，37 岁，山东淄博人，2012 年 6 月 21 日就诊。病人梦境常常出现惊恐、害怕的场景，常常梦中惊醒，冷汗淋漓，小便频数，舌红苔少，脉细数。

脉象特点：整体脉象：短、敛；局部脉象：右尺脉细，紧缩感，在脉动的最高峰有匆匆滑过的悸动感。

根据脉象特征，患者整体脉象短敛，表示个性谨慎，胆怯，右尺脉紧缩表示心情紧张，尺脉细表示肾阴不足，仔细询问病史，得知患者一年前夜间收到惊吓，"恐则气下"，导致肾亏于下，肾水不能上交，心火不能下济，心火独亢而心神不宁。中医辨证属心肾不交，治以补肾清心，交通心肾为主，方用交泰丸合六味地黄丸。组成：黄连 9 g，肉桂 3 g，山茱萸 9 g，山药 10 g，泽泻 9 g，茯苓 9 g，丹皮 9 g，熟地黄 9 g，栀子 10 g，枸杞 12 g，牛膝 15 g。水煎服，日一剂。服十二剂后患者睡眠明显改善，做梦减少。

2. 病案二

张某，32 岁，山东淄博人，2013 年 3 月 2 日就诊。患者梦中经常与人吵架、打仗，醒后还愤愤不平，余气未消，舌红苔黄。脉象特点：左手脉搏传导速度加快（疾），脉体超出腕横纹（上），脉搏最高点抖动不稳（动），左关部脉"热"，相对变"粗"。

该患者脉象疾、上、动，表示患者性情急躁，左关脉热、粗，表示肝火旺盛，询问得知平素脾气暴躁，在工作中有不痛快的事情发生，白天得不到宣泄，以致肝气郁结，郁而化火。白天受思想意志的约束不能发泄，夜间在梦中出现

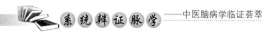

激烈发作。因此，中医辨证属肝郁化火，治疗以疏肝解郁、清热泻火为主，方用龙胆泻肝丸合丹栀逍遥散加减：龙胆草15 g，丹皮9 g，栀子12 g，当归9 g，白芍9 g，柴胡9 g，茯苓9 g，白术9 g，黄芩9 g，生地9 g，甘草6 g。水煎服，日一剂。服用十二剂后做梦明显减少，脉象亦改善不少，继服七剂巩固疗效。

3. 病案三

赵某，42 岁，山东邹平人，2013 年 3 月 21 日就诊。患者睡眠中梦境连连，梦中有工作、有生活，记忆迷迷糊糊，情景纷乱，醒后气短疲劳，精神萎靡，舌淡苔白腻，脉象表现：右侧脉象的结滞，左手起始段的涩滞感，血管壁紧张度高（刚）、脉滑、稠。

该患者脉象刚，说明患者心理张力高，涩滞表示心情抑郁，脉滑、稠为内有痰浊之象，询问得知，该患者由于工作压力大，劳累过度，工作上一些事情得不到解决，过度冥思苦想，思虑伤脾，致脾虚运化失常，湿浊内生，聚而化痰，痰浊蒙蔽清阳，阳不入于阴，使睡眠减少，梦境连连。中医辨证属思虑伤脾，脾虚痰阻，治宜健脾化湿、醒脾开窍，方用半夏厚朴汤加减：陈皮 12 g，半夏9 g，厚朴9 g，茯苓12 g，党参15 g，白术 12 g，茯神9 g，沉香粉2 g（末冲），瓜蒌15 g，甘草6 g。水煎服，日一剂。服十五剂后症状明显缓解，继服七剂巩固疗效。

4. 病案四

张某，78 岁，山东滨州人，2013 年 4 月 16 日就诊。患者夜间经常梦见亲人或朋友、同事、同学等，有时梦见故人，这些故人都是患者熟悉的，醒后常有惊恐感，伴形体消瘦，畏寒怕冷，舌暗红。脉象特点：脉寒，脉搏传导速度减慢（缓），脉形变细，有一种涩滞感。

脉象涩滞表明患者久病心情郁闷不舒，脉细表明阴津不足，寒、缓阳气匮乏，鼓动无力，患者为高龄男性，患病已有数十载，久病体衰，先天之本将尽，出现肾阴阳两虚症状。肾阴匮竭，阴不敛阳，虚阳上浮，心神被扰，以致经常做梦，治疗以阴阳双补为主，应用右归丸加味：山药 15 g，熟地 9 g，枸杞 15 g，牛膝 15 g，菟丝子 15 g，何首乌 15 g，龟板胶 3 g（烊化），附子 9 g，肉桂 3 g。水煎服，日一剂。服二十剂后患者睡眠好转，较少做梦，醒后惊恐感已不明显。

做梦，是许多人都有过的一种体验，梦的内容可以说是五花八门，但是如果仔细询问分析，其中也有规律可循。一般做梦，是因为"日有所思"，故"夜有所梦"，因此病人日间心情、欲望在梦中就会体现出来。目前对于中医辨证，主要通过望诊，问诊，很少通过切脉，系统辨证脉学运用中医理论，分析脉象要素及要素之间的关系，形成了对疾病发展的病因、病机、证候的客观证据链，为辨证论治提供了客观化的手段和方法，进一步加强临床应用，一定会取得事半功倍的效果。

齐向华教授应用半夏厚朴汤
治疗"思虑过度状态"新探

吴慧慧，吴冉冉，齐向华

山东中医药大学，山东济南 250014；
山东中医药大学附属医院，山东济南 250014

摘　要：［目的］阐释齐向华教授应用半夏厚朴汤治疗"思虑过度状态"疾病的经验。［方法］从研究古籍、现代研究、通过导师齐向华教授的临床经验及相关理论研究三方面出发，总结出半夏厚朴汤三个"心理学"层面的适应证；并通过脉诊，判断症状之间的突出与否，从而选择药物之间的配伍剂量，最后列举齐师脉案佐证。［结果］半夏厚朴汤适用于"中医心理紊乱状态"之"思虑过度状态"，临床应用患者取得满意疗效。［结论］半夏厚朴汤从"心理层面"的辨证应用，为临床辨治疾病提供了一种新的思路和方法，值得推广。

关键词：齐向华；半夏厚朴汤；思虑过度状态；脉案

1. 半夏厚朴汤古籍论疏

《金匮·妇人杂病脉证并治第二十二》指出："妇人咽中如有炙脔，半夏厚朴汤主之。"组成：半夏一升，厚朴三两，茯苓四两，生姜五两，干苏叶二两；以水七升，煮取四升，分温四服，日三夜一服。主治：七情郁结，痰涎凝聚之梅核气。《千金要方》曰："咽中贴贴状，吞之不下，吐之不出者，今人名曰梅核气是也。"症见咽中如有物梗阻，咯之不出，咽之不下，或胸闷，或咳或呕，苔白润或滑腻，脉弦缓或弦滑。陈无择在《三因方》称此方为"大七气汤"，其证治为"喜怒不节，忧思兼并，多生悲恐，或时振惊，致脏气不平，憎寒发热，心腹胀满，傍冲两胁，上塞咽喉，有如炙脔，吐咽不下，皆七气所生。"王硕在《易简方》称其为"四七汤"，其证治为"喜怒悲恐惊之气，结成痰涎，状如破絮，或如梅核，在咽喉之间，咯不出，咽不下，此七气之所为也，或脘中满，气不舒快，或痰涎壅盛，上气喘急，或因痰饮中胃，呕吐恶心，并宜服之。"《高注金匮要略》曰："以降逆之半夏为君，佐以开郁之厚朴，宣郁之生姜，如渗湿之茯苓，以去郁气之勾结，则下降旁散，而留气无所容矣。方中以半夏降逆气，厚朴解结气，茯苓消痰，尤妙以生姜通神明，助正祛邪，以紫苏之辛香散其郁气，郁散气调，而凝结焉有不化者哉？"指出了半夏厚朴汤适用于七情郁结之证。后世多沿用此病机，在半夏厚朴汤基础上加减药物治疗各科疾病，临床疗效显著。

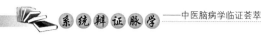

2. 半夏厚朴汤现代探究

2.1 半夏厚朴汤现代药理研究

半夏厚朴汤属张仲景治疗情志病名方之一，用以治疗抑郁症、焦虑症、神经官能症等疾病[1]。高芳等研究发现半夏厚朴汤醇提取物可显著提高纹状体中 5－羟色胺（5－HT）含量和皮层中去甲肾上腺素（NE）含量，而对其他脑区递质无显著影响。石油醚部位可显著提高纹状体中 5－HT 含量及皮层中 NE 和多巴胺（DA）含量，氯仿部位能极显著地提高皮层中 DA 含量[2]，而 5－HT 功能在人和动物的焦虑反应中起重要作用，中枢缺 5－HT 能引起抑郁，焦虑、抑郁患者脑内 5－HT、DA、NE 等浓度变化与其严重程度有一定的相关性。

2.2 半夏厚朴汤现代应用研究

邱平[3]认为半夏厚朴汤证之病源似应为胃食管反流病所致之咽炎。张文才[4]以半夏厚朴汤加减（偏痰热者酌加栀子 12 g，浙贝母 15 g，鲜竹沥 20 mL；偏血瘀者加水蛭 6 g，土鳖虫 10 g；无大便者加大黄 10 ~ 20 g，以通腑泄浊开窍；阳虚重者加仙灵脾 12 g，杜仲、制附子各 10 g；气虚重者加黄芪 15 ~ 60 g，党参 10 ~ 20 g）治疗癔病性瘫痪，30 例中治愈 25 例，好转 4 例，无效 1 例，疗效显著。刘岳，顾炜[5]曾报道黄煌教授运用半夏厚朴汤治疗声带麻痹、顽固性失眠、顽固性腹痛、焦虑性神经官能症等临床疑难疾病。

3. 齐向华教授对半夏厚朴汤应用新解

3.1 半夏厚朴汤证疑惑

《医宗金鉴》指出："此病得于七情郁气，凝涎而生。"指出本病病机为客邪所郁，阻滞气机，肺胃失于宣降，津液不布，聚而成痰，痰气搏结，阻于咽喉所致。其治主以半夏厚朴汤，后人根据半夏厚朴汤的主治症状，认为病机多属肝郁气滞，肺胃升降失常，运化水湿不及，进而水湿搏结成痰，凝结于咽喉所致。而导师齐向华教授认为以上的解释并不妥当，主要原因有三：一是古代治疗肝气郁结证的方剂多以入肝经药物为主，而方中半夏入脾胃经，厚朴入肾、膀胱、胃经，茯苓入心脾肺经，生姜入肺胃脾经，紫苏叶入肺脾经，诸药均不入肝经；二是方中半夏、厚朴、茯苓、紫苏均不具有疏肝理气之效。《神农本草经》载："半夏，味辛、平。主伤寒寒热，心下坚，下气，喉咽肿痛，头眩胸胀，咳逆肠鸣，止汗。""厚朴，味苦、温。主中风、伤寒、头痛、寒热，惊悸气，血痹死肌，去三虫。""茯苓，味甘、平。主胸胁逆气（《御览》作疝气），忧患，惊邪，悸心下结痛，寒热烦满咳逆，口焦舌干，利小便。久服，安魂、养神，不饥、延年。"《证类本草》载："生姜，味辛、微温。主伤寒头痛鼻塞，咳逆上气，止呕吐。久服去臭气，通神明。"《食疗本草》载："紫苏，味辛甘，气温。主下气，除寒中，解肌发表，通心经，治心腹胀满，开胃下食，止脚气，通大小肠。煮汁饮之，治蟹毒。"《医宗金鉴·订正仲景全书金匮要

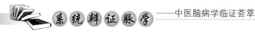

略注》:"咽中如有炙脔,谓咽中有痰涎,如同炙肉,咯之不出,咽之不下者,即今之梅核气病……此证男子亦有,不独妇人也。"此齐师疑问之三也。

3.2 半夏厚朴汤"心理层面"新解

针对以上几点疑惑,齐师经过多年对情志性疾病研究探索发现:半夏厚朴汤证中的"咽中如有炙脔"多认为痰气交阻于咽喉部位,实际上咽喉部位并不存在病变,患者主观感受背后的心理活动就是无故多思。患者过度的苦思冥想、凝神敛志存在一段时间并对人体持续地发生作用,即"思虑过度状态"。因而半夏厚朴汤主治的病因病机是思虑过度,气机结滞[6]。同时齐向华教授指出半夏厚朴汤的脉证应从三个层面进行心理学认识:一是多思,思想和精力都突出集中在了某种兴奋点上,脉象特征表现出思虑特征的谐振波增多的"动";二是心理思维关注面狭窄,兴奋点之外的事情全面抑制,表现为脉"内曲"、"细"、"直"的特征;三是大脑思虑过度,精力出现不足,脉象表现"来急去驶"的特征。临床治疗中根据这三个层面的突出与否进行药物间的配伍和剂量调整,这才是真正的病机。一切躯体的、有形的病理表现都是这个病机的演化结果,治疗措施都应该以这种心理紊乱状态为中心进行展开,而不是去单纯治疗患者所感受的部位和痛苦性质,只有这样才能真正治疗情志类疾患,因而建立中医"形神一体"的辨证和治疗体系意义重大。

4. 脉案举隅

4.1 案例资料

患者，女，37 岁，济南市人。2013 年 4 月 5 日来诊。患者眠浅易醒、多梦 1 年余。患者自述 1 年前因担心孩子学习致精神紧张，眠浅易醒，醒后难寐，多梦，未予以治疗。现症见焦虑，眠浅易醒，多梦，白天精神差，乏力，无头晕头痛，无心慌胸闷，纳可，二便调。既往无重大疾病史或特殊疾病史。舌红苔薄白，脉弦紧。导师根据脉诊，辨为不寐（思虑过度状态—意志持定）。投以半夏 9 g，厚朴 12 g，苏叶 15 g，茯神 20 g，当归 15 g，远志 12 g，白芍 20 g，防风 12 g，木香 9 g，五加皮 20 g，佩兰 20 g，羚羊角粉 2 g（冲服），羌活 12 g。7 剂之后，患者入睡时间明显缩短，做梦减轻，脉弦，故导师在原方基础上加桑白皮 20 g、白鲜皮 20 g、沙参 30 g、麦冬 30 g，服用 3 周后，患者焦虑状态得以缓解，入睡可，睡眠质量明显改善。

4.2 辨证分析

根据齐师"系统辨证脉学"体系分析，患者脉象为：（1）整体脉象：薄，敛，直，上，疾，进多退少。（2）左三部整体脉象：敛、直；右三部整体脉象：细，敛。（3）左寸脉：上，粗，热，"思"动；左关脉：敛，直；左尺脉：敛，直，细、枯。右寸脉：热，"郁"动；右关脉：敛，弱；右尺脉：敛，直，细。整体脉象薄、敛、直表征患者为金形善思之人；上、刚、敛表征患者着急、心理紧张；左寸脉

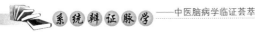

"思"动、左三部整体脉敛、直表征患者思虑过度，过度关注某事，志意持定。《儒门事亲》："思则心有所存，神有所归，正气流而不行，故气结矣。"气结日久，化火化热，则见寸脉粗、热；火热灼津，则左尺脉细，枯；思虑过度影响脾胃运化功能，则右关脉弱。故本病病机总属思虑过度状态（志意持定），治当解思除虑。因患者脉象在"思"动的基础上，"敛"、"直"、"细"脉象要素较为突出，故方中加用大剂量疏散定志药疗其"心理思维关注面狭窄"。半夏、厚朴、苏叶、远志、防风、羌活、五加皮辛散以疏解其心理；木香强志。《神农本草经》载："木香，味辛。主邪气，辟毒疫温鬼，强志，主淋露。"羚羊角粉疗其持定心理；茯神、佩兰健脾以助运化；当归、白芍补养阴血，诸药合用，共奏解思除虑之效，如此则思虑可除，诸症可愈。

5. 总结

齐向华教授通过自己的临床经验，指出了半夏厚朴汤在临床中适用于"思虑过度状态"，并提出了半夏厚朴汤的脉证应从三个层面进行心理学认识，借助脉诊，临床治疗中根据这三个层面的突出与否进行药物间的配伍和剂量调整，从而有效地指导了临床辨证治疗。这种从心理学认识疾病的辨证方法填补了中医从心理学认识疾病的空白，符合中医"形神一体观"，临床值得推广。

参考文献

［1］丁德正．半夏厚朴汤在精神疾病中的应用［J］．陕西中医，1992，13（9）：412.

［2］高芳．栀子豉汤治疗抑郁症的实验研究［D］．福州：福建中医学院，2007.

［3］邱平．金匮半夏厚朴汤证探源［J］．天津中医，2002，19（2）：29－30.

［4］张文才．半夏厚朴汤加味治疗癔病性瘫痪 30 例［J］．河南中医 2001，21（6）：42.

［5］刘岳，顾炜．黄煌教授运用半夏厚朴汤的经验［J］．国医论坛，1998，13（4）：24.

［6］齐向华．辨证脉学：从"指下难明"到"脉证相应"［M］．北京：中国中医药出版社，2012，17：270.

凭脉辨治腰腿痛验案及体会

齐向华

山东中医药大学附属医院，山东济南 250014

摘　要：通过记述 4 则腰腿痛病案的诊治，指出 4 个患者各自的脉象特征，并据脉分析各案的致病因素和病机，体现出中医脉诊的识别和判断两个过程，并进一步强调识别并规范研究脉象特征的重要性。

关键词：脉诊；腰腿痛；验案

中医学脉象所表达出的内容非常丰富，医者根据脉象的各种特征加以分析和归纳，可以判断出患者机体的体质、个性、不良生活经历、心理状态、病因病机、病变部位和西医疾病等（另有文章论述）。在临诊的过程中，对脉象特征的识别和判断是脉诊的两个重要过程，古人分别称之为"识脉"和"审脉"，所谓的"识脉"是指获取异于常脉或具有特指意义的脉象特征；"审脉"是指对获取的脉象特征进行分析综合，最后得出特征所代表的意义。《脉义简摩》引张隐庵："审脉者，体会所见之脉何因，所主之病何证，以心印之，然后得也[1]。"在整个的诊病过程中，二者之间丝丝入扣，才能做到对患者的疾病状况了然于心中，使治疗有的放矢，以下 4 则病案充分体现了这个问题。

1. 病案举例

案1　王某，37 岁，山东东营人，2003 年 6 月 21 日就诊。患者腰痛 3 年，反复发作，腰痛而有坠胀感，连及右下肢，在当地医院诊为"坐骨神经痛"，经过针灸、理疗等治疗，病情始终没有完全缓解。中医体征：舌淡胖而嫩，双手脉弦紧，右手尺脉外侧有一线状脉，随脉搏跳动时隐时现。辨证：寒邪外束，痰湿内停。处方：甘草 10 g，干姜 15 g，茯苓 30 g，白术 18 g，附子 15 g，独活 21 g，水煎服。12 剂后病情完全缓解，右手尺侧的线状脉消失，嘱用附子理中丸调理善后。

按　患者舌质淡胖而嫩主患者素体阳气虚弱，无力温化水液，聚湿生痰内停；双手脉象弦紧主寒主痛；具有定性意义的是右手尺脉外有一线脉，为右侧腿腰部经脉被寒湿阻痹，不通而疼痛的特征脉象。笔者于《蠢子医》中见到过类似记载，但是其记载的是上肢疼痛的脉象特征，"右寸外边倒一线，右膀疼痛不能堪；左寸外边倒一线，左膀疼痛不能堪。皆因阳维受风寒，内外夹治方能安[2]。"另外是现代老中医彭应天，发明"药、脉、证、方相印法"，其记述"独活脉"为："脉象：浮取左手尺部脉管外侧另出现一线状脉，

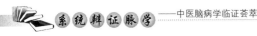

与管壁处于若即若离之间；证候：腰痛、下肢痛、胯痛；病因：风寒湿侵袭腰腿[3]。"结合上述的记载，该患者线状脉出现在右手脉尺部外侧，表示为寒湿侵袭下焦，右侧腰部及下肢经脉不畅。推测患者当有外受寒湿或纳凉的历史，询之患者系钻井工人，有长期野外作业和饮用冰镇啤酒的历史，与脉象所揭示的病因相吻合。给予"肾着汤"加味内服治疗，故能疗效显著。

案2 张某，45岁，山东青州人，腰痛并向左下肢放射1年，于2004年5月就诊。此前患者曾在当地医院诊为"腰椎间盘突出症"，服中药的祛风通络之品，效果不显。之后根据腰椎CT定位，行"腰椎间盘髓核摘除术"，术后疼痛仍然不能缓解，来诊。中医体征：舌瘀红，舌边尖尤甚。脉象沉涩瘀滞。辨证：肝郁气滞，脉络不通。药用：柴胡15 g，白芍30 g，枳壳12 g，红花9 g，瓜蒌15 g，甘草6 g，川牛膝21 g，当归15 g，川芎12 g，水煎服。6剂药完全缓解。口服"血府逐瘀胶囊"调理善后。

按 患者的脉象特征明显属"肝气郁滞脉"，关于此种脉象的特点，《医家心法》云："怫郁之脉，大抵多弦涩凝滞，其来也必不能缓，其去也必不肯迟，先有一种似数非数躁动之象，细体认之，是无焰之火也，是无韵之音也，是往来不圆滑也[4]。"现代脉诊高手寿小云描述"肝郁脉"的特征是："肝郁脉特异的脉象成分是诊脉时传到诊者手指的一种酸麻不适感觉，就像手握着石块在玻璃上划时那种感觉（这是脉搏异常谐波增多造成的不适感）[5]。"现代的教科书等均描述肝郁的脉象为弦脉，这是不懂临床脉象的人云亦云。笔者体会单纯的肝郁脉象特征正如上面所述，当患者夹杂有因生气而时时产生痛恨或记恨时才表现出"弦"象，这是生气心理脉象效应的附加成分。寿小云也认为"许多肝郁脉往往带有一定的弦脉的成分，但也可以不弦，表现为28种脉象中的其他脉象形态[6]"。根据脉象的特征判断，询之患者除腰痛外一年前曾有郁闷生气，不得宣泄，胸闷背胀的历史。治疗给予"柴胡舒肝散"配伍活血通络之品，有立竿见影之效。从心理情志因素论治"坐骨神经痛"的报道不多，笔者曾见到肝郁气滞后出现"面神经炎"者，用疏肝理气加活血通络之品获愈，结合二者考虑，可能是肝郁气滞，情绪郁闷，导致自主神经功能障碍，影响了周围神经的血液供应而出现了无菌性炎症，求得了治病之本，故能获得较好疗效。其更深的机制有待进一步深入研究。

案3 高某，男，82岁。腰痛向右下肢放射半年，腰椎CT显示：腰椎增生；L3～4、L4～5、L5～S1椎间盘突出。迁延服用祛风通络、温阳散寒和活血化瘀等药物效果不显。于2007年4月以"坐骨神经痛"住本院神经科病房治疗，入院后查体发现，患者腹大平软，按之稍硬，大便秘，双下肢轻度浮肿，按之凹陷。舌体胖大，色黯，舌苔厚腻，脉象沉滞稍见滑象。辨证：食积化痰，痰瘀阻络。药用：陈皮12 g，半夏9 g，苍术20 g，茯苓21 g，甘草6 g，山楂12 g，莪术12 g，附子15 g，桂枝9 g，党参21 g，水煎服。并嘱适当控制饮食的质与量，6剂后，疼痛明显减轻，腿部浮肿消

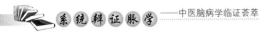

退，12 剂疼痛完全消失，出院巩固疗效。

按 脉象沉滞稍见滑象，是食积之脉象，这种脉的特征及所主病机，从古至今认识比较明确，那么如何与坐骨神经痛相联系？从患者的外部征象可以看出，患者属于"土形之人"，平时的饭量较大，年轻时尚能随食随消，年老后中气亏虚，饮食不能及时消化而形成食积，聚湿生痰，沉积于下焦，阻痹气血的运行，故出现腰腿疼痛和双下肢的浮肿，治疗给予消食化积，健脾益气之香砂六君子汤加附子桂枝有效。观其先前用过的中药，其中温阳通络之品并不少，但是始终未曾见效，实践证明应用消食化积为主的治法对路。

案4 寇某，男，65 岁。左侧腰痛向左下肢放射半年，曾在本省的某省级医院治疗，诊断为腰椎增生，坐骨神经痛，内服祛风通络的药物，并配合针灸理疗等效果不显，于 2008 年 3 月 2 日来本院就诊，患者身体强壮，但自述阳痿早泄，舌红苔黄，左脉弦，右脉紧实而长。辨证：相火妄动，败精死血阻闭。药用：黄柏 12 g，苍术 15 g，川牛膝 20 g，忍冬藤 30 g，连翘 15 g，车前草 12 g，赤芍 15 g，牡丹皮 15 g，皂角刺 9 g，王不留行 9 g。水煎服，日 1 剂。服药 6 剂后腰腿疼痛程度减半，阳痿早泄症状减轻，18 剂症状完全消失。

按 与此病例情形相同的病案见于《脉义简摩·气郁脉》："仓公曰：济北王侍者韩女病腰背痛，寒热。臣意诊曰：内寒，月事不下也，……病得之欲男子而不可得也。所以知韩女之病者，诊其脉时，切之，肾脉也啬而不属，啬而不属者，其来难坚。故曰月事不下。肝脉弦，出左口，故曰欲男子不可得也（此属欲郁）[7]。"由此可见，根据脉象分析，其左手脉弦挺直说明患者素体肝气旺盛，性欲较强；右手脉的紧实而长是由于患者性欲旺盛，经常于坐位或立位有性冲动，致使盆腔以下部位瘀血阻痹，不通则痛。如同《蠢子医》所言："湿热下注脉细察，尺部往往拉尾巴。腰疼腿疼并肾肿，知柏十枣一概加。"拉尾巴即实而长之意。结合以上的记载，给患者分析病情，患者对分析结果十分认同。

2. 体会

"望而知之谓之神，闻而知之谓之圣，问而知之谓之工，切而知之谓之巧（《难经·六十一难》）。"四诊各有功能特长，不应偏废。笔者临证每每强调对患者要做到"五明"，即"明秉质、明秉性、明境遇、明病因和明病理"，然后才能处方用药，否则就是在套用成方以药（方）试病。脉诊是四诊中唯一医者与患者机体直接接触的诊法，通过感受患者脉搏搏动所表达的信息，并加以分析，能够探讨出患者没有意识到、不愿意表达或因为时间久远而忘记的病因，从而使治疗有的放矢，令药力直达宅窟。因此，望诊和切诊的准确性和客观性就显得尤其重要，这也是笔者所倡导和致力研究的方向之一，通过以上的病例已经得到证实。虽然脉象研究经历了一个较长的时期，但是，一直没有取得令世人相对满意的成果，原因很多，非常重要的一条是临床脉诊没有为科研提供有价值的资料。笔者认为，无论从中医脉象教育或科学研究，目前的重点应当放在"识脉"上，无论是人工的脉

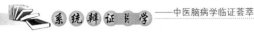

诊体会还是客观化的仪器研究，首先制定诊脉的规范，在此基础上，发现与机体的某种现象相关联的脉象特征，利用现代流行病的调查方法，对这些特征进行深入总结，并尽可能地做出符合现代物理量的客观描述和具有可重复性仪器记载，只有在这方面取得了进展，才能真正打开脉象研究的大门。

参考文献

[1] 郑洪新，李敬林. 周学海医学全书［M］. 北京：中国中医药出版社，1999：464.

[2] 清·龙之章. 蠢子医［M］. 北京：人民卫生出版社，1993：18.

[3] 彭应天. 中医方脉精微［M］. 兰州：兰州大学出版社，1999：35.

[4] 清·高鼓峰. 医家心法［M］. 南京：江苏科学技术出版社，1983：1.

[5] 寿小云. 中医心理脉象的临床识别［J］. 北京中医药大学学报，1997，20（3）：16 – 20.

[6] 郑洪新，李敬林. 周学海医学全书［M］. 北京：中国中医药出版社，1999：476.

[7] 清·龙之章. 蠢子医［M］. 北京：人民卫生出版社，1993：24.

朱砂安神丸治疗"惊悸不安状态"新探

李俊男[1]，齐向华[2]

1 山东中医药大学，山东济南 250014；
2 山东中医药大学附属医院，山东济南 250011

摘　要：从古籍论疏和本方的现代研究出发，探讨齐向华教授应用朱砂安神丸"心理学"层面的理解；并通过脉诊判断症状之间的突出与否，从而选择药物之间的配伍剂量，从"心理层面"的辨证应用，为临床辨治疾病提供了一种新的思路和方法。

关键词：朱砂安神丸；心理；脉象

《内外伤辨惑论》："热淫所胜，治以甘寒，以苦泻之，以黄连之苦寒去心烦，除湿热为君；以甘草、生地黄之甘寒泻火补气，滋生阴血为臣；以当归补其血不足；朱砂纳浮游之火，而安神明也。"朱砂安神丸一方即源于此。用法：上四味为细末，另研朱砂，水飞为尘，阴干，为衣，汤浸蒸饼为丸，如黍米大，每服十五丸，津唾咽之，食后。功效：重镇安神，清心泻火。主治：心火亢盛，阴血不足证。失眠多梦，惊悸怔忡，心烦神乱，或胸中懊恼，舌尖红。

1. 历代医家阐释

《医方考》："梦中惊悸，心神不安者，此方主之。梦中惊悸者，心血虚而火袭之也。是方也，朱砂之重，可使安神；黄连之苦，可使泻火；生地之凉，可使清热；当归之辛，可使养血；乃甘草者，一可缓其炎炎之焰，一可以养气而生神也。"

《张氏医通》："凡言心经药，都属心包，惟朱砂外禀离明，内含真贡，故能交合水火，直入心脏。但其性徐缓，无迅扫阳焰之速效，是以更需要换连之苦寒以直折其势，甘草之甘缓以款启其微，俾膈上实火虚火，悉从小肠而降泄之。允为劳心伤神，动作伤气，扰乱虚阳之方。岂特治热伤心包而已哉！然其奥又在当归之辛温走血，地黄之濡润滋阴，以杜火气复炽之路。其动静之机，多寡之制，各有至理，良工调剂之苦心，其可忽诸。"

《古今名医方论》："治心神昏乱，惊悸，怔忡，寤寐不安……叶仲坚曰，经曰：神气舍心，精神毕具。又曰：心者，生之本，神之舍也。且心为君主之官，主不明则精气乱，神太劳则魂魄散，所以寤寐不安，淫邪发梦，轻则惊悸怔忡，重则痴妄癫狂耳！朱砂具明之体，色赤通心，重能镇怯，寒能胜热，甘以生津，抑阴火之浮游，以养上焦之元气，为安神之第一品；心若热，配黄连之苦寒，泻心热也；

更佐甘草之甘以泻之；心主血，用当归之甘温，归心血也；更佐地黄之寒以补之。心血足，则肝得所藏而魂自安，心热解，则肺得其职而形自正也。"

《血证论》："朱砂之重以镇怯，黄连之苦以清热，当归之辛以嘘血，更取甘草之甘，以制黄连之太过。地黄之润以助当归所不及，合之养血清火，安镇心神，怔忡错烦不寐之症，可以治之。"

《时氏处方学》："血热内扰，发为心神烦乱。朱砂、黄连、生地清热凉血，以安心神。当归补血，甘草和中，此为清热安神之剂。如失眠者，加熟枣仁、知母以安神清热，更为有效。"

心为君主之官，心为神之舍，神太劳则魂魄散，故失眠、多梦，轻则惊悸怔忡，重则癫狂痴妄。朱砂具光明之体，赤色通心，重能镇怯，寒能胜热，甘以生津，抑阴火之浮游，以养上焦之元气，为安神之品；辛苦热，配黄连之苦寒，泻心热也，更佐甘草之甘以泄之；心主血，用当归之甘温，归心血也，更佐地黄之寒以补之。心血足，则肝得所藏而魂自安。因此朱砂安神丸治疗此类心火亢盛，阴血不足所导致的失眠多梦，惊悸怔忡，心烦神乱临床效果显著。

2. 现代研究

现代生物学研究表明，慢波睡眠因其具有消除疲劳作用而具有重要的生理意义。在睡眠时相影响方面，朱砂安神丸水煎剂低剂量组明显延长慢波睡眠 II 期，而高、中剂量组显

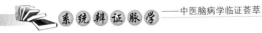系统辨证脉学——中医脑病学临证荟萃

著延长慢波睡眠Ⅰ期和慢波睡眠Ⅱ期。各剂量组主要以延长慢波睡眠期为主[1]。

药理作用：大量现代药理研究表明该药有镇静催眠，抗心律失常，抗惊厥，解热，镇痛，解毒等作用。近年来大量临床验证，该药还常用于治疗神经衰弱、心律失常、期前收缩、心肌炎、心脏神经官能症、精神抑郁症、精神分裂症、癫痫等病，证属心火亢盛，阴血不足者[2]。

3. 脉象要素分析

辨证脉象系统：刚、敛、动、深、短、疾、驶、直。

脉象要素的"动"为惊悸、心烦的复合表现，体现出两种特征的谐振波的增多；脉象的"刚"、"敛"、"短"体现出心理张力较高，始终处在紧张之中；脉象的"直"体现出心理情绪始终被某种特定的状态所笼罩；"驶"、"疾"体现出心神扰乱，烦乱不安。临床中宜根据这三个层面的脉象表现进行药味的加减和剂量调整[3]。

4. "心理层面"的辨证分析

经过多年对情志性疾病研究探索，齐向华教授在此基础上做出了自己独到的见解。从古至今各医家都认为朱砂安神丸证为心火亢盛，灼伤阴血所致，缺乏心理层面的病及认识。其实本方所主治的心理紊乱整体状态是惊悸不安，其中又包含了三个层面：一是情绪不安，心神动荡，神不守舍；二是心迷神乱，思绪纷杂，无故出现一些不切实际的念头；

· 214 ·

三是心理张力较高，心情始终处于紧张状态之中。这三个层面的心理紊乱相互作用，共同构成了惊悸不安的状态。在此心理紊乱的状态下，进一步导致了身体形制的阴血不足、心火亢盛[3]。这些都毫无保留地体现在脉象上。我们在临床治疗中应该根据这三个层面的心理层面分析进行辨证用药，并根据这三个层面的脉象表现进行药味的加减和剂量调整。只有这样才能真正抓住疾病的病机，从而达到四两拨千斤的效果。因此诊疗过程中我们应该以这种心理紊乱状态为中心进行展开论治，而不是单纯的头痛医头，脚痛医脚。只有这样才能真正建立起中医"形神一体"治疗体系。

参考文献

［1］金阳，王广伟，李廷利．朱砂安神丸水煎剂对失眠大鼠睡眠时相的影响［J］．上海中医药杂志 2008，42（12）：56 - 58.

［2］陈锐．朱砂安神丸临床应用解析［J］．中国社区医师，2011.

［3］齐向华．辨证脉学：从"指下难明"到"脉证相应"［M］．北京：中国中医药出版社，2012：18.

临证医案
LIN ZHENG YI AN

"系统辨证脉学"脉案一则

丁　晓

山东中医药大学附属医院，山东济南 250011

摘　要： 文章以脉案的形式论述了系统辨证脉学在临床实践中的应用，对医生的诊治有一定的参考意义。

关键词： 脉诊；系统辨证脉学；脉象要素

1. 病历摘要

男，69 岁，因"嗜睡 5 天"于 2011 年 8 月 1 日入院。患者 5 天前无明显诱因由家人发现嗜睡，呼之可醒，为求中西医结合系统治疗，收入我病区。刻下症见：多睡，呼之可醒，醒后可以正确回答问题，可以执行指令动作，生活不能自理。纳可，大便调，小便自遗。既往有多次脑梗死病史，并于外院治疗，治疗方案及恢复情况家人及患者本人不能明确回忆；高血压病史 20 年，平素服用代文 80mg qd，血压控制不详；糖尿病史 15 年，血糖控制情况不详。查体：T：36.8 P：72 次/分 R：18 次/分 Bp：139/73 mmHg。老年男

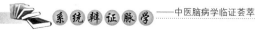

性，发育正常，被动体位。双下肢凹陷性水肿。神经系统查体：嗜睡，定向力尚可，言语欠流利，记忆力、计算力减退。颅神经（−）。右侧肢体肌张力增高，肌力检查欠合作，腱反射（＋＋），右侧查多克征（＋）。深浅检查及共济运动检查欠合作。舌红胖苔白厚腻。辅助检查：颅脑 MRI：桥脑梗死灶；双侧大脑半球多发缺血、梗死灶；左侧放射冠区陈旧性梗死灶；脑萎缩，脑积水。实验室检查血液生化及常规、粪便常规检查未发现明显异常，血糖连续测定，血糖维持在 15 mmol/L 左右。

初步诊断为：中医诊断：1. 多寐（痰瘀阻络）2. 中风病——中经络 西医诊断：1. 多发性脑梗死 2. 脑积水 3. 脑萎缩 4. 高血压病（2 级，极高危）5. 2 型糖尿病。入院后予以降糖、降压、抗血小板、改善微循环、营养脑神经等治疗，中药予以利水养阴、益气升提为法，并以中成药与汤药相结合的方式治疗。

2. 脉象要素

整体脉象：粗、散；脉管向周围组织撼动减少，与周围组织界限模糊；脉刚，内壁不平滑，似下水道经年累月污物黏附，浑浊沉淀之象；脉搏波起伏及传导无力，各项势能皆为不至之态；脉内容物稀滑，但稀滑的范围未到达脉管的边缘，仅仅充斥于脉内的中心范围；脉内血流进少退多；局部脉象：左手脉血流速度疾而动；左、右尺脉：热、粗、稠；右关脉：中层血流线状凹（肾动脉狭窄）。

3. 脉象分析

患者脉象粗、散，表示患者反复多次脑梗死，生活不能自理，长期由家人及陪护照顾，并且与家人的交流较少，思想更新几近断绝，对生活已经没有追求和奋斗的目标；脉的起伏及传导皆无神，各项势能皆为不至之态，向周围组织的撼动减少，是为患者机体真气不足，元气已亏之象，元气大亏无以发散以达四末与脑窍，患者现阶段面无表情、思维呆滞及行动懒惰的状态，并在心电图之波幅较低（仍在正常范围内）亦可验证这种真元不足、发散不及之象；血管壁厚、刚，为其年已老，动脉硬化而然；血管壁内壁不平滑，似下水道经年累月污物黏附，浑浊沉淀之象，当表征机体的痰瘀互结之证，对应西医学当为血管壁的粥样硬化，表征血脂、血糖升高且长期维持的状态；脉内容物稀滑，但稀滑的范围未到达脉管的边缘，仅仅充斥于脉内的中心范围，脉外与周围组织的界限模糊不清晰，表征水湿内停之象。综合脉象特征，结合患者的体质、个性及长期的境遇因素，总结患者的病机属于真元亏虚，水瘀互结。脉内血流进少退多，左手脉血流速度疾而动，左、右尺脉热、粗、稠的特征就是这种病机最直接的体现。

经治疗后，患者水肿明显减轻，双侧下肢凹陷性水肿不明显，按其脉与周围组织的界限已变清晰，脉内水滑之象已退，而糖尿病的高血糖和高脂血症所致的血液的高凝高黏状态已经在脉象中显现，与此同时，脉管壁的浑浑沉淀之感已

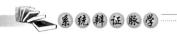

经变得不清晰。

4. 小结

　　此脉案的惑人之处在于水湿内停的脉象特征对血液内容物高凝高黏状态脉象特征的掩盖。当患者水湿内盛之时，仅仅能体会到血管内壁的不光滑，和紧靠血管内壁血流层的涩搏和稠涩感，当水湿渐退，脉内血流的全景图才尽然体现在我们眼前——涩搏和稠涩感赫然于指下。故而临证过程中一定要注意对脉象特征的识别和动态观察，以免误诊、漏诊或过度诊断。

脉诊指导下辨治血管性
痴呆去皮层状态临床报道一则

谭思媛[1]，齐向华[2]

1 山东中医药大学，山东济南 250014；
2 山东中医药大学附属医院，山东济南 250011

摘　要：笔者跟随导师临证学习系统辨证脉学理论及技法，于临床一年余的学习中，逐渐体悟脉诊对疾病的诊断作用，对个性体质的准确判断以及指导辨证施护，并运用脉象要素分析疾病过程，辨证施治。

关键词：系统辨证脉学；血管性痴呆；去皮层状态

血管性痴呆是一组由脑血管疾病导致的智能及认知功能障碍综合征，同时具备痴呆症状（遗忘及认知障碍）和局灶性神经系统体征（有偏瘫、感觉障碍、构音障碍和病理征等表现）。去皮层状态属于意识障碍的一种类型，主要表现为患者无任何意识活动，无言语，无表情，大小便失禁，对呼唤、触压均无反应，无任何自主动作，靠人工进食；同时，

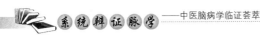

对光反射、角膜反射、咳嗽反射存在，但知觉大多丧失，对周围和自身事物毫无所知，以及去皮层强直状态，并有明显的睡眠——觉醒周期。

1. 病案

吴××，男，82岁，2012年9月11日入院。患者于8月26日突然出现口角歪斜，饮水呛咳，言语不利，意识尚清。就诊于某西医院，颅脑CT示：双侧放射冠区大面积脑梗死，脑萎缩，用药不详。住院期间患者病情加重，时有无意识的哭闹和防御反应，意识逐渐模糊不清，伴有发热，肺部感染，最高体温至38.9℃，痰不易咳出，咳出痰色白，质黏，予以泰能（抗生素）控制感染，并插胃管，予以持续导尿。入院时症见：全身皮肤干燥，意识不清，嗜睡，四肢肌张力增高，双侧上下肢屈曲内收，双下肢伸直内旋，时有不自主运动，口唇干燥，无法进食，由于插着胃管，舌象未能拾取，二便失禁，大便一周一次，臀部褥疮，尿量每天约2 000 ml。

查体：T：37.5℃　P：81次/分　R：19次/分　BP：140/65 mmHg，双肺呼吸音粗大，可闻及干性啰音。呼之可勉强睁眼，轻微刺激有反应。四肢肌张力增高，双侧肢体屈曲，右上肢腱反射（＋＋），左上肢腱反射（＋），双下肢巴氏征阳性，查多克征阳性。（查体部分摘取阳性征）

脉象：双手脉整体：枯、热、细、数、来疾去徐（脉管内压力尚可）。

右寸：浮、粗（相对而言），涩，凸。

右关、尺：细，动（急迫燥热之感）。

左三部偏于沉，来去貌似有力，重按则内容物少，按至深层弱，稀。

中医诊断：呆病—痰热蒙窍证。西医诊断：1. 血管性痴呆（去皮层状态）　2. 脑梗死　3. 肺部感染　4. 多脏器衰竭　5. 褥疮。

处方：桑白皮 20 g，玉竹 15 g，北沙参 20 g，黄芩 12 g，金银花 30 g，赤芍 20 g，牡丹皮 20 g，水牛角粉（冲）5 g，麦冬 30 g，玄参 30 g，石膏 30 g，知母 20 g。水煎服，日一剂。

脉象分析：整体脉象枯，热，细，数，来疾去徐，结合患者体型可提示患者为木形人[1]，体内水分相对缺乏，脉管的内容物中水少，脉道充盈不足，脉管相对较细；阴液亏虚，无力制阳，虚热内生，心跳加快则脉率加快，脉数。木形之人相对阴虚阳亢，故脉搏的上升段急速而下降支较慢。右寸浮、粗（相对而言），涩，凸，可提示患者的肺部感染病灶，有积痰。右关、尺：细，动（急迫燥热之感），可提示阴虚内热，热冲脉道；亦可以从心理状态层面，提示患者有急躁，又有点担心的情绪。因为患者是去皮层状态，故而无法再进行问诊。左手的三部脉均比较弱，气血并不充盈，动力不足，重按下去，给诊者以极细极单薄的感觉，提示阴虚津亏，甚至有伤及血分的端倪。

服药 7 日后患者意识转清，情绪稳定，强哭强笑，双上

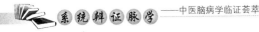

肢屈曲，时有不自主运动，经胃管进食，大便有知觉。给予生脉注射液静滴，原方继服。7日后患者意识恢复，呼之可用眼神回应。脉象：热较前收敛，数急之感减轻，枯仍存在。右寸浮粗的情况仍存在。治疗加用十味龙胆花颗粒清热化痰。

调方：石膏30 g，玄参30 g，麦冬30 g，水牛角粉（冲）5 g，丹皮20 g，赤芍20 g，金银花30 g，黄芩12 g，北沙参20 g，玉竹15 g，桑白皮20 g，瓜蒌30 g，葛根30 g，地榆15 g，升麻12 g，地骨皮15 g，天麻20 g，钩藤30 g，知母20 g。水煎服，日一剂。

住院40余日时，患者再次出现发热，憋喘加重，体温在37.5～38℃，面红出油，贫血，但骨髓细胞学检查未见明显病理改变，皮肤较前似有润泽，原本痰难咳，现见痰多易出，但咳之无力。予以心电监护，防止心肾衰竭治疗，脉象：双手浮，热，数，疾，芤。中药调方为天麻钩藤饮加乌梅15 g，生龙骨30 g，生牡蛎30 g，天冬20 g，麦冬20 g。此时为阴欲脱之候，应当固护阴津，而此时阴虚至极，虚不耐补故采取镇收之法。

患者维持三日，体温仍不降，心率112次/分，喉中哮鸣音，脉象渐至浮大无根，最后脉散，至数无变化。虽应用各种抢救方案，但患者终因多脏器衰竭而死亡。

2. 小结

本案患者入院时阴虚内热，煎熬津液，而这种虚热热势盛，久之伤及血分，脉尚且有力，但血液成分和体液均减少，导致贫血。出现面红出油，皮肤似有光泽，原本的黏痰开始往上蹿，提示阴即将脱失，浮越于外。虽急予药物收敛耗散之气血，震慑真阴，奈何药不及病速。素体阴虚是基础，在脉象上尤以"枯"为甚，表征体内水分不足，阴液不足，久病气血阴阳亏虚，脏腑失于润泽，阴阳离决。笔者认为，针对患者体质及病因病机进行辨证施护，亦可在一定时间内延缓疾病进程，缓解痛苦。对于临床常见的脑血管病急症、重症患者，往往伴有意识障碍。患者的一切情况都需要陪护及医生的主观判断，因此能够探索出准确判断患者所处状态的客观依据就显得非常重要，通过准确的脉象判定，可以客观的把握意识障碍患者当前体内气血津液状态，指导辨证施治及护理。

参考文献

［1］齐向华．辨证脉学［M］．中国中医药出版社，2012，
　　6：271．

凭脉辨治失眠症病案一则

唐慧青[1]，齐向华[2]

1 山东中医药大学，山东济南 250014；
2 山东中医药大学附属医院，山东济南 250011

摘　要：脉象作为中医"四诊"之一，能够反映人体的生理病理信息，现用失眠症一则病案说明脉象在指导临床用药中的重要作用。

关键词：脉象；失眠症

随着物质生活的极大丰富和竞争激烈的压力，失眠症作为现代社会的常见病、多发病影响着人们的正常生活、学习和工作，西医对失眠症的治疗多侧重于采用镇静催眠等药物，并且药物的副作用极大，不适合长期服用；而中医在失眠的证治中多采用安神的药物，临床疗效或大或小，不能从根本上解除患者的痛苦，而通过脉诊可以获知患者的生理病理情况，判断影响人体气机升降出入的原因，从根本上获得疗效。

失眠，即中医所讲的"不寐"，又称"不得卧"、"不得眠"等，是指睡眠的质或量不佳，入睡困难，眠浅易醒，醒后不能再睡等表现。"百病生于气也"疾病的病因、病机如何变幻，总之是影响了气机的升降出入导致的结果，人体气机升降出入正常与否直接关系到人体的健康和寿命，所以调节人体气机的升降出入是纲领性的治则。人体气机的升降出入可以从脉象上得知并且指导临床用药。现举失眠症病案一则，以证脉象在临床诊疗中的重要作用。

病案：周某，女，50岁。2013年5月7日初诊。

主诉：入睡困难、眠浅易醒16年。

现病史：患者于16年前因精神紧张后出现入睡困难，常出现胸闷憋醒，于当地医院诊断为"心动过缓"，具体治疗不详，为求进一步系统治疗来我科。现症见：头痛、头胀，无视物旋转，时有耳鸣耳痛，无恶心呕吐，胸闷、心慌心悸，胆小易惊，精神紧张，纳差，眠浅易醒，醒后可入眠，二便调。月经正常。

既往史：2012年12月20日于山东省滨州市人民医院超声检查结果示：1. 双侧乳腺结节；2. 肝囊肿；3. 肝血管瘤；4. 胆囊息肉样病变；5. 右侧甲状腺结节。

辅助检查：2013年1月8日于淄博市人民医院做超声检查示：1. 颈动脉硬化；2. 二尖瓣反流；3. 三尖瓣反流；4. 肺动脉瓣反流。

中医体征：舌淡红苔薄白，脉弦涩。

处方：半夏9 g，厚朴12 g，紫苏叶15 g，茯神20 g，远

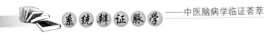

志 12 g，防风 12 g，当归 15 g，白芍 20 g，沙参 30 g，麦冬 30 g，佩兰 20 g，柏子仁 15 g，僵蚕 12 g，蝉蜕 9 g，合欢皮 20 g。水煎服，日一剂。

分析：根据临床症状，我们可能把它归结为教科书上所说的不寐中的"心虚胆怯"，想当然的采用"安神定志丸"来重镇安神、除痰定惊，但是临床效果可能不好。根据脉象得知，整体脉象弦、细、敛，患者是一个具有焦虑特质的人，气机聚于胸部、头部，出现头痛、头胀，胸闷憋气等症状，心比较小，放不开，遇事总是放在心上，整日提心吊胆，日久耗伤气阴，气血运行受阻，脉象出现涩、枯之象。"半夏厚朴汤"原是张仲景治疗妇女"梅核气"的方子，但万方不离病机，半夏厚朴汤是调节气机的典型方剂，气机郁结于内不得发泄于外，导致气郁痰阻。《内经·六微旨大论篇》中说："出入废则神机化灭，升降息则气立孤危；故非出入，则无以生长壮老已，非升降，则无以生长化收藏。"半夏、厚朴辛开苦降总领全局，此方还运用升降散之一，采用僵蚕、蝉蜕，一个是僵蚕味辛苦气薄，喜燥恶湿，得天地清化之气，轻浮而升阳中之阳，从治膀胱相火，引清气上朝于口，散逆浊结滞之痰也；蝉蜕气寒无毒，味咸且甘，为清虚之品，散郁清热，佩兰气味芳香疏郁气，柏子仁、合欢皮养血安神、行气解郁；因有耗阴之象，故加入沙参、麦冬养阴滋阴，全方是从脉象中获知整个病机的发展演化过程，气机郁结，化火伤阴所造成的，于是根据脉象指导临床用药。失眠作为临床中的常见病、多发病，用镇静抗焦虑的药物常有各种不良反应，往往找不到致病的根本原因，给患者带来极大的痛苦，而患者白天的心理状态对夜晚的睡眠有极大的影响，通过脉象的整体状态和局部表现可以判断患者的体质、个性、心理状态及各种心理疾病的易感性和耐受性，为临床辨证用药提供准确的客观临床依据。

齐向华教授治疗"大气下陷"经验拾萃

吴慧慧[1]，齐向华[2]

1 山东中医药大学 山东济南 250014；
2 山东中医药大学附属医院 山东济南 250011

摘　要：［目的］梳理古籍中"大气下陷"相关论述，总结齐向华教授治疗"大气下陷"的经验。［方法］通过脉诊，在临床诊疗中辨别"实性气陷"和"虚性气陷"，并列举齐师脉案佐证。［结果］齐向华教授治疗"大气下陷"疗效显著。［结论］齐向华教授治疗"大气下陷"的经验值得临床推广应用。

关键词：齐向华；"大气下陷"；脉案；系统辨证脉学

1. "大气下陷"古籍探源

"大气"一词，首见于《黄帝内经》，如《灵枢·五味》曰："其大气之抟而不行者，积于胸中，命曰气海，出于肺，循喉咽，故呼则出，吸则入[1]。"又《灵枢·邪客》曰："五谷入于胃，其糟粕、津液、宗气，分为三隧。故宗气积于胸中，出于喉咙，以贯心脉，而行呼吸焉。"知宗气乃胸中大气。此气贮于胸膺空旷之府，上则达于脑，营养脑髓神窍；中则司肺之呼吸，为心所依附；下则保养下元，使下元充实。如喻嘉言《医门法律》所言："五脏六腑，大经小络，昼夜循环不息，必赖胸中大气，斡旋其间[2]。"指出大气为一身血脉之纲领，生命之宗主。至清代，张锡纯在《医学衷中参西录》中详细阐述了大气的生成，其认为大气即胸中之宗气，如《灵枢》客邪篇曰："五谷入于胃，其糟粕、津液、宗气，分为三隧。故宗气积于胸中，出于喉咙，以贯心脉，而行呼吸焉。"观此节经文，则宗气即为大气，不待设解。并提出"大气下陷"的理论[3]，为后世临床广泛应用。他认为，"大气者，充满胸中，乃乾元资始之气，徐徐上达，培养于后天水谷之气，绩贮于胸中空旷之府，能支撑全身，为诸气之纲领"；"人觉有呼吸之外气与内气不相接续者，即大气虚而欲陷，不能紧紧包举肺外也"，"此气一虚，呼吸即觉不利，而且肢体酸懒，精神昏愦，脑力心思，为之顿减。若其气虚而且陷，或下陷过甚者，其人即呼吸顿停，昏然罔觉"。并在《医学衷中参西录》升陷汤条下，详细阐述了大气下陷的临床表现。"治胸中大气下陷，气短不足以息。或努力呼吸，有似气喘。或气息将停，危在顷刻，其兼证，或寒热往来，或咽干作渴，或满闷怔忡，或神昏健忘，种种病状，诚难悉数。其脉象沉迟微弱，关前尤甚。其剧者，或六脉不全，或参伍不调。""盖肩息者，因喘者之吸气难，不肩息者，因大气下陷者之呼气难……又喘者之脉多

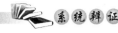

数，或有浮滑之象，或尺弱寸强；大气下陷之脉，皆与此成反比例，尤其明征。"导师齐向华教授临床应用大气下陷理论治疗内伤杂病，疗效显著，现列举如下。

2. 临床脉案举隅

2.1 实性气陷，解除病因为主

郭某，女，40 岁，青岛市人，退休，2013 年 7 月 3 日来诊。患者 4 小时前无明显诱因出现右侧肢体活动不利伴言语不清，就诊于导师门诊，行颅脑 MRI 示：脑干内急性期梗死灶。齐师凭脉象辨为气机结滞，清阳不升，投以黄芪30 g，党参30 g，当归20 g，白芍20 g，天麻30 g，防风15 g，升麻 12 g，远志 15 g，柴胡 12 g，白术 20 g，浙贝 20 g，白芥子 12 g，桔梗 12 g，知母 20 g，甘草 6 g，补骨脂 15 g，川芎 30 g。7 剂，水煎服，日一剂。二诊，患者下肢活动好转，言语清楚，故去原方桔梗、升麻，加黄芩 15 g，麦冬 30 g。14 剂，水煎服，日一剂，患者肢体活动好转，无明显不适。

辨证分析：根据导师齐向华教授"系统辨证脉学"体系，患者脉象：①整体脉象。敛，直，柔，下，寸弱尺强，进少退多。②左三部整体脉象。沉、涩、"思"动；右三部整体脉象：内曲、下。③局部脉象。左寸脉沉、弱、涩，左关脉涩、敛、直，左尺脉敛、直、细、下；右寸脉沉、弱，右关脉敛、直，右尺脉敛、直、下。患者整体脉象敛、直表征患者为善思之人，《素问·举痛论》："思则心有所存，神有所归，正气留而不行，故气结矣。"脉象下，寸弱尺强，进少退多表征气机下陷，气机结滞，导致气机升降不利，不能上达清窍，故出现上症。脉象沉、涩、"郁"动表征患者有生气郁闷病史。故患者病机总属气机结滞，清阳不升，治疗当解思定虑，方中黄芪、党参益气升提，配以知母之凉润，以制上药之温热；升麻、柴胡升阳举陷，桔梗载药，川芎、防风、远志取其疏散之性以解思除虑，"思虑伤脾"，影响脾之运化，水湿聚而为痰，故予以浙贝、白芥子、白术健脾化痰；当归、白芍滋阴养血，复已伤之阴血，天麻平肝熄风，甘草调和诸药。综观全方，升降并用以调畅气机，散补结合以治根本，如此则诸症可愈。

2.2 虚性气陷，升提益气为要

徐某，男，64 岁，济南市人，退休，2013 年 6 月 24 日来诊。患者 2 周前出现头晕，无视物旋转，吞咽困难，伴饮水呛咳，肢体活动不灵、乏力，纳差，睡眠一般，小便频，大便调。舌淡红苔薄白，脉沉细。既往脑出血病史两年余。齐师凭脉辨为：气机下陷，清阳不升。投以：黄芪 60 g，当归 20 g，玄参 30 g，白术 30 g，升麻 6 g，浙贝 12 g，菟丝子 10 g，山萸肉 20 g，茯苓 15 g，白芍 20 g，党参 20 g，桃仁 12 g，黄精 12 g，人参（另煎）12 g，五味子 9 g，桔梗 12 g，川芎 30 g，生麦芽 12 g，厚朴 12 g，甘草 6 g。14 剂，水煎服，日一剂。二诊时，患者自述头晕、吞咽困难、饮水呛咳好转，乏力减轻，纳眠可，齐师在原方基础上改黄芪 120 g、加杜仲 12 g，续服 14 剂，后随访无明显不适。

辨证分析：根据导师齐向华教授"系统辨证脉学"体

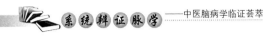

系，患者脉象：①整体脉象。敛、直、下、稀，进少退多，高"不及"；②左三部整体脉象。缓、弱、散、寒；右三部整体脉象弱、下；③局部脉象。左寸脉弱，左关脉涩、"郁"动、刚，左尺脉敛、直、细；右寸脉"思"动，右关脉敛、直，右尺脉"忧"动，敛、直、细。患者脉象下、进少退多表征患者气机下陷，"思"动、敛、直表征患者性格多思，《寿世保元》曰："思虑过度，心血耗费。"故思虑暗耗阴血，导致气血不足，脉象稀、弱、散、寒即可表征；高"不及"表征患者平素胆小，遇事不敢与人争执，脉象涩、"郁"动，表征既往有生气郁闷史；"忧"动表征患者因某些事而忧愁，不得舒解。故患者病机总属气虚下陷，清阳不升，故治疗上以益气升阳为主，佐以解思定虑，方中重用黄芪、人参、党参以补益元气，配以咸寒之玄参滋阴泻火，以制诸药之温；升麻、川芎、桔梗载药上行，用为向导，以升阳举陷；白术、黄精、白芍健脾养血以治"思虑伤脾"，茯苓、浙贝健脾化痰，以杜生痰之源，当归、桃仁活血通络；厚朴、生麦芽行气导滞，山萸肉、菟丝子、五味子补益肝肾以充先天之本，诸药合用，补气升阳，则诸症自除。

3. 讨论

导师齐向华教授在临床治疗"大气下陷"思路独特，遵古而不泥古，灵活变通，取得显著临床疗效。

3.1 重病因，分虚实两端

齐向华教授在研究古代文献的基础上，在临证中将

"大气下陷"分为虚实两端，郭某案为实性气陷，治疗以解除其"气结"为主，徐某案为虚性气陷，治疗以益气升提为要。

3.2 注重患者心理层面的紊乱状态

齐向华教授在梳理古代文献的基础上，创新性地提出了五种"中医心理紊乱状态"（思虑过度状态，烦躁焦虑状态，郁闷不舒状态，惊悸不安状态，精神萎靡状态），并构架出了相应的辨治体系，临床疗效显著。郭某案即是通过调整其"思虑过度状态"，诸症得愈。

3.3 善用脉诊，用客观"证据"辨证

齐向华教授在传统脉诊的基础上，引入系统科学理论，融合现代脉法，创新性地构架出了"系统辨证脉学"体系，通过该体系，可以迅捷地判断出患者的疾病"过程流"，切中病机进行治疗。根据"系统辨证脉学"体系，指出大气下陷有三个病机层面：上焦气虚、下焦不固和气血沉积，进而总结出了"大气下陷"临床常见辨证脉象系统：下、进少退多、寸粗尺细、寸强尺弱，为临床辨治"大气下陷"提供了客观依据。

参考文献

[1] 程士德. 内经讲义［M］. 上海：上海科学技术出版社, 1993：49, 63.

[2] 医门法律［M］. 北京：中医古籍出版社, 1999：4.

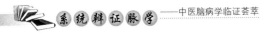
［3］张锡纯．医学衷中参西录．上册［M］．石家庄：河北
　　科学技术出版社，1994：155－160.

［4］齐向华．辨证脉学：从"指下难明"到"脉证相应"
　　［M］．北京：中国中医药出版社，2012：31.

志意持定脉案两则

吴慧慧[1]，齐向华[2]

1 山东中医药大学，山东济南 250014；
2 山东中医药大学附属医院，山东济南 250011

摘　要： 阐述"志意持定"的概念及脉诊特征，并通过齐向华教授的两则临证脉案，以期为临床辨证论治"志意持定"提供一种新的思路和方法。

关键词： 志意持定，脉案

志意持定，即强迫性思维，患者多表现为脑中经常不自觉的出现某种思想，甚至是不现实的、虚幻的想法[1]，伴有主观的被强迫感觉和痛苦感。患者完全能够意识到这一思想是不必要的，或者是荒谬的，并力图把这些想法从脑海中驱赶出去，但对这种思想并不能自由地加以干涉或控制，因此常有"控制不住"的体验，同时伴有烦躁焦虑的情绪，存在自我强迫和反强迫。齐向华教授通过近三十年临床经验，提出五种"中医心理紊乱状态"，即"烦躁焦虑状态""惊悸

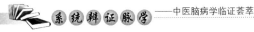

不安状态""郁闷不舒状态""思虑过度状态""精神萎靡状态"。志意持定作为思虑过度状态中的一种，总结出临床辨识志意持定的特征脉象："思"动，敛，细，来怠去驶，右关尺"挺直"，为临床辨证强迫性思维提供了一种新的思路和方法。现选取导师临床脉案两则，以飨读者。

脉案一

患者，女，55岁，济南市人，于2013年4月12日就诊导师门诊。患者2月前因紧张出现烦躁、焦虑，于精神卫生中心诊断为"焦虑症"，服用抗焦虑药物（具体不详）1月余，疗效一般。刻诊：发作性焦虑烦躁，汗出，自觉发热，身体消瘦，胃部饱胀感，食不下咽，无恶心呕吐，无头晕头痛，无耳鸣，纳眠差，二便调。既往无重大疾病史及特殊疾病史。舌红苔薄白，脉弦紧。导师凭借脉诊，辨为不寐（思虑过度状态——志意持定）。投以：沙参30 g，麦冬30 g，玉竹15 g，桑白皮20 g，白鲜皮20 g，玄参15 g，防风15 g，钩藤30 g，天麻30 g。7剂后，患者焦虑、烦躁症状减轻，导师在原方基础上加羚羊角粉2 g（冲服），朱砂0.5 g（冲服），则服15剂后，患者诸症消失。

辨证分析：根据导师齐向华教授"系统辨证脉学"体系，患者脉象表现为：①整体脉象。敛，直，热，强，上，疾，进多退少；②左三部整体脉象。敛，直，上，有"脉脊"；右三部整体脉象：刚，敛，直；③左寸脉。"思"动，上，热；左关脉：敛，直；左尺脉：敛，直，细、枯。右寸脉：热，强；右关脉：敛，刚，"挺直"；右尺脉：敛，"挺直"，细。整体脉象强、直、热、敛表征患者为木形善思之人；左三部整体脉敛、直、有"脉脊"，左寸脉"思"动，右关尺脉敛、"挺直"表征患者思虑过度，志意持定[4]；右三部整体脉刚，脉上、疾表征患者急躁，心理张力高；《儒门事亲》："思则心有所存，神有所归，正气流而不行，故气结矣。"郁久化火、化热，则寸脉热；《严氏济生方》："思虑过制，耗伤心血。"加之火热灼伤阴津气血，以致阴津亏虚，则左尺脉细，枯。《不居集·上集·卷之二·心经虚分阴阳》说："心经因使心费神，曲运神机，心血被耗，心气必亏，心包之火逆甚，则心神必不宁而荡散，心烦壮热，不寐怔忡……。"故本病病机总属思虑过度状态（志意持定）。治当滋阴清热，解思定虑。方中沙参、麦冬、玉竹甘润，滋阴清热泻火以治阴血津液亏虚，玄参味苦性寒，滋阴清热泻火；取桑白皮、白鲜皮、防风辛散之性以疏解其紧张心理；羚羊角味咸、苦，微寒，《神农本草经》："主明目，益气，起阴，安心气，常不魇寐，疗伤寒，除邪气惊梦，狂越僻谬及食噎不通。久服强筋骨，轻身，起阴，益气，利丈夫。"此处取其疗患者持定心理，天麻、钩藤镇降气逆，滋阴潜阳以调整逆乱之气机；朱砂甘、微寒，清心镇静安神以助阳入阴，诸药合用，则阴血津液得复，思虑得除，诸症可愈。

脉案二

郑某，男，30岁，农民，商河县人，于2013年5月17

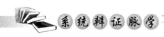

日就诊于导师门诊。

主诉：情绪低落 3 年余，伴双下肢疼痛、行走不能 1 周。现病史：患者 3 年前无明显诱因出现情绪低落，于济南某医院诊为"抑郁状态"，给予盐酸度洛西汀口服，未见明显好转。一周前无明显诱因出现全身疼痛，后自觉下肢肌无力，以致行走不能。现症见：情绪低落，沉默寡言，四肢麻木，全身乏力，行走不能，头晕，无头痛，腹胀，纳差，眠差，小便可，大便干，4～5 日一行。既往失眠症病史 3 年余，斑秃病史 2 年余。舌象：舌红苔薄黄。脉弦紧。处方：羚羊角粉 2 g（冲服），朱砂 0.5 g（冲服），生地 30 g，麦冬 30 g，沙参 20 g，桑白皮 30 g，枳壳 15 g，当归 15 g，白芍 30 g，荆芥 12 g，防风 20 g，柴胡 15 g，天麻 20 g，川牛膝 15 g。7 剂，水煎服，日一剂。

辨证分析：根据导师齐向华教授"系统辨证脉学"体系，患者脉象表现为：①整体脉象。薄，敛，直，细，有"脉脊"，起始段抖动感，上，疾，进多退少。②左三部整体脉象。"思"动；右三部整体脉象："忧"动。③局部脉象。左寸脉：涩；左关脉：敛、直、刚；左尺脉：敛、直、细、枯。右寸脉："郁"动，热；右关脉：敛、直、刚；右尺脉：敛、直、细。整体脉象薄、敛[1]表征患者为金形善思之人，刚、敛、直、细、有"脉脊"表征患者过度关注某件事，以致陷入其中，起始段抖动感表征患者担心某事，时时惊悸，上、疾、进多退少表征患者着急。经询问，患者怀疑妻子，整天关注此事而陷入其中；"思"动、"忧"动表征患者因此事而忧愁多虑，"郁"动、左寸脉涩表征患者有生气史，热表征日久化火；思则暗耗阴津，加之气滞血停，日久则见左尺脉枯、细。故本病病机总属郁闷不舒状态，思虑过度状态（志意持定）。治疗当以解思除虑，疏肝解郁为主，故方中以羚羊角粉、桑白皮解除其强迫性思维，荆芥、防风、柴胡、枳壳疏散肝郁，生地、麦冬、沙参、当归、白芍滋阴养血活血，朱砂镇静安神，以解其担心害怕状态，天麻、川牛膝调整气机紊乱。二诊时，患者服药后情绪好转，出现发热（体温 37.6℃），痰多，痰稠，色黄黑相兼，行胸部正侧位片示：支气管炎表现。《尚书·说命》曰："药不瞑眩，厥疾弗瘳。"服药后，患者肝火外发，引起一系列感冒症状，为"邪气"之出路，是疾病向愈的表现，故在原方基础上清热化痰，疏风通络，加茵陈 15 g，瓜蒌 30 g，白头翁 20 g，佩兰 20 g，僵蚕 12 g，7 剂，水煎服。三诊时，患者可行走，仍有四肢轻微麻木，纳眠可，二便调。故嘱其续服 7 剂，后痊愈。

参考文献

[1] 齐向华．辨证脉学：从"指下难明"到"脉证相应"[M]．北京：中国中医药出版社，2012：271.

心理脉象临床辨识应用二则

张文杰[1]，齐向华[2]

1 山东中医药大学，山东济南 250014；
2 山东中医药大学附属医院，山东济南 250011

摘　要： 根据脉案说明心理脉象在临床中的应用，使临床辨证论治更准确。

关键词： 心理；脉象；脉案；辨证论治

齐向华教授的心理紊乱状态的提出，使人们更清晰、更全面地认识疾病，而对心理紊乱状态的辨识则先要准确地辨识心理脉象。以下是笔者跟师学习的两则脉案。

1. 精神萎靡脉案

刘某，63 岁，入睡困难、形体消瘦半年余。患者近半年由于家庭琐事多，出现入睡困难，白日困乏，自觉全身乏力，胸闷短气，腰痛，心烦，体重减轻，纳差，小便调，大便秘结，2～3 日一行。

诊脉：整体脉象怠（起始段）、稀、直、不透亮。左手脉：脉上升支速度不稳定，寸：动（麻手感的心烦），热；关：凸、热、动（活动度活跃的怒动），尺：刚、敛。右手脉：从关到尺血流速度衰减，脉管壁扩张时力量稍弱，短，寸：细、热，关：弱、高不及，尺：滑。

患者脉直、热，木形人，脉在指下走过不透亮。右手脉从关到尺血流速度衰减，是气郁脉的特征，患者存在长期心情不畅的情况，左手脉关凸、热、动（活动度活跃的怒动），是近期生气的脉象，整体脉直、关尺的刚敛说明平时心小，过度关注某些事情，整体脉的稀、脉管壁扩张时力量稍弱，关：弱、高不及，则说明气阴两虚，整体脉的怠，左手脉上升支速度不稳定，是心理疲劳的脉象。

由上分析，患者平素心理敏感，家庭琐事致心情不舒畅，并且过度关注，不能释怀，久而久之，以致心理疲劳，气阴两虚，患者失眠、便秘、体重减轻是气结神伤、耗气伤阴所致，患者的心烦则是近期生气不能排解的表现。故予以解除思虑过度的状态，解除气郁的病机，并益气养阴治疗。

处方半夏厚朴汤加减：半夏 9 g，厚朴 12 g，紫苏 15 g，远志 12 g，当归 15 g，荆芥 15 g，防风 15 g，佩兰 15 g，生乳香 12 g，生没药 12 g，玄参 20 g，生地 20 g，白术 20 g，黄芩 12 g，川牛膝 12 g，熟地 20 g。

服半月余，睡眠改善、体重上升，胸闷、短气好转，基本不觉乏力。

综上此患者的过度关注、郁闷生气是导致疾病的根源。

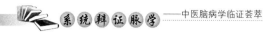

2. 鼻渊脉案

张某为调理身体服药，平素易着急，口干，咽痒，纳眠可，小便调，易便秘。既往过敏性鼻炎10年余，咽炎病史5年余，月经后期，痛经。

整体脉：疾（上升支血流速度递增）、刚（血管壁张力高）、进多退少。

左手脉：上、长、直、热，关：敛、强，尺：热、涩。

右手脉：滑，寸：凸（血管壁包块），关：热、稠、滑，尺：细，外侧壁凉。

患者形体瘦，肤色黑，脉的直、热、疾、刚，木形人体质，偏金形人的性格。刚说明患者思想压力大，脉疾（上升支血流速度递增）、进多退少，左关的敛，说明患者有急切想实现的愿望，左手脉的直则是过度关注，左手脉上、进多退少说明气机逆上，右关的热、稠、滑则说明中焦气滞，脾失健运，食积痰化，尺脉的热、细、刚、涩说明患者体质偏向阴虚，存在气滞血瘀的情况，右尺部外侧壁凉也是气滞不通所致。

综上，患者木形人体质，多气少血之人，金形人性格平素脾气急，思想压力大，急于达成某件事，导致气机的逆上，火热随之上炎，表现为头面部的症状，中焦气滞成积化痰，腹部以下气机不通表现为腰及臀部局部的凉。治疗宜疏解心理压力，降气、潜阳、养阴清热、化痰消积。

处方：沙参麦冬汤加减：北沙参20 g，玉竹12 g，麦冬

15 g, 天花粉 15 g, 扁豆 10 g, 桑叶 6 g, 甘草 6 g, 防风 12 g, 荆芥 15 g, 连翘 15 g, 莱菔子 12 g, 天麻 20 g, 钩藤 20 g, 代赭石 9 g, 生芡实 15 g, 知母 15 g, 当归 15 g。

服药 20 付, 鼻炎好转, 很少反复, 痛经缓解, 便秘好转。

综上此患者的心理压力大, 对愿望的迫切希望成为推动并维持整个疾病的主线。

3. 结语

跟师学习过程中, 越来越多地认识到对心理脉象的辨识, 可使我们更清晰地理清疾病发生发展过程, 尤其在当今社会, 心理因素不仅可以作为病因, 也可作为病机指导临床辨证用药。

郁闷不舒状态脉案举隅

刘呈祥[1]，齐向华[2]

1 山东中医药大学，山东济南 250014；
2 山东中医药大学附属医院，山东济南 250011

摘　要：郁闷不舒状态是一种由情志因素引起的心理紊乱状态，它是导致诸多疾病发生和维持的关键因素。脉诊是中医的重要诊断手段，脉象中蕴含的信息能够真实客观地从机体的形体和心理两个方面对患者进行整体评判。本文以郁闷不舒状态为靶点，根据脉象的变化对四则病案进行辨析。

关键词：郁闷不舒；脉诊；医案

　　"郁闷不舒状态"是人体的一种心理紊乱状态，是指患者自觉心情压抑不舒畅，不能痛快表达自己情感的一种状态。"郁"字又有"积"、"聚"、"滞"等意。《医经溯回集》云："郁者，滞而不通之义。"《伤寒明理论·郁冒》也云："郁为郁结而气不舒也。""闷"本义为烦闷、愤懑。《说文解字》解释为"闷，懑也"。心理状态是人在特定时刻或时期内特定的心理信息内容保持暂时不变的状态，反映了机体在某一时刻的心理水平。"郁闷不舒状态"包含"郁积"、"郁怒"、"郁气"、"郁悒"等多种含义，它是一种由情志因素引起的忧郁愤懑积聚于心，忧思烦冤纠结不解，而对其他事物处于迟钝和无兴趣的心理紊乱状态[1]。

中医学常将郁闷不舒状态归于症状或病因的范畴，而这种状态持续不缓解，往往成为导致诸多疾病发生和维持的关键因素，故《古今医统》曰："郁为七情不舒，遂成气结，既郁日久，变生多端。"古人认为郁闷不舒与外感、情志内伤等多种病因有关，但以情志之因最为多见，情志之中的思虑、恼怒和忧愁等皆可导致机体气机不畅，害扰神明则产生郁闷不舒状态，如《内经·举痛论》曰："思则心有所存，神有所归，正气留而不行，故气结矣。"《张氏医通》云："郁证多缘于志虑不伸，而气受病。"清代的唐大烈在《吴医汇讲》中言："郁证之起，必有所因，盖郁致疾，不待外感六淫，而于情志更多。"

临床上许多躯体性疾病产生的实质根源在于患者长期的抑郁和烦闷，以此为靶点从心理层面进行辨证论治，取得了较好的临床疗效，因此齐向华教授提出了"郁闷不舒状态"的概念，除躯体的表现外，更强调心理层面的病理过程。脉诊是中医的重要诊断手段，《灵枢·本神》认为："心藏脉，脉舍神。"故脉既为血之府，而神亦舍于其中，脉象中蕴含的信息能够真实客观地反映机体的心理状态，能够从形体和心理两方面对患者进行整体评判[2]。笔者跟随齐向华教授学

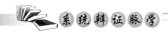

习期间，感悟颇多，特奉上四则郁闷不舒状态的病案，以飨读者。

案1 宋某，男，53岁。因乏力，剑突下至脐上隐痛半月余，于2013年5月21日初诊。现病史：患者半月前无明显诱因出现剑突下至脐上隐痛，乏力，未予治疗。现症见：乏力，剑突下至脐上隐痛，饭后易担心紧张，头昏沉不清，无头痛，视物不清，易烦躁，心率达100次/分时，自觉心悸，纳差，食欲不振，眠差，二便调。舌瘀红，脉弦动。既往有高血压病史5年。治法：行气解郁，祛痰散寒。处方：香附20 g，苍术20 g，白芍30 g，当归15 g，防风12 g，荆芥15 g，远志12 g，桔梗12 g，川芎15 g，白术30 g，乌药20 g，生麻黄6 g，甘草3 g，枳壳15 g，丹皮20 g，沙参30 g，佩兰30 g。7剂，水煎服，日一剂。

2013年6月6日二诊：病史同前，服药效佳，服药后上述症状已明显改善，现症见：周身乏力，头昏沉，视物模糊，纳眠可，二便调。舌瘀红，苔薄，脉弦涩沉。处方：香附20 g，苍术20 g，生蒲黄6 g，川芎15 g，丹皮20 g，赤芍15 g，茵陈12 g，桔梗9 g，乌药20 g，枳壳12 g，甘草6 g，秦皮15 g。7剂，水煎服，日一剂。

按 患者情志失调，抑郁恼怒，以致肝失条达，气机不畅；肝郁克脾，肝脾不和，气机不利，引起脏腑经络气血郁滞，引起乏力、腹痛。如《证治汇补·腹痛》谓："暴触怒气，则两胁先痛而后入腹。"又伤于风寒，则寒凝气滞，导致脏腑经脉气机阻滞，不通则痛。因寒性收引，故寒邪外袭，最易引起腹痛。如《素问·举痛论篇》曰："寒气客于肠胃，厥逆上出，故痛而呕也。寒气客于小肠，小肠不得成聚，故后泄腹痛矣。"患者其初诊时"浮"、"弦"，为郁怒之脉象；"郁"动，表征患者有郁闷不舒的病史，故治疗上以行气解郁，祛痰散寒为治疗大法。二诊右三部脉"沉"为长期气郁，气机沉潜之象；气机阻滞，每搏气血运行距离变短且欠流畅，故脉涩，加用生蒲黄、赤芍、丹皮以活血化瘀。

案2 田某，女，47岁。因双手双足肿胀疼痛10月余于2013年5月23日初诊。患者去年7月份无明显诱因出现双足疼痛肿胀，麻木，8月份出现双手麻木肿胀，伴乏力。就诊于省立医院，效不显。现症见：双手麻木肿胀，双足跟部肿胀疼痛，颈后、双肩疼痛，纳眠可，小便调，稍有便秘。舌淡胖，脉弦紧涩。治法：行气散结，清热燥湿。处方：半夏9 g，厚朴12 g，茯神20 g，苏叶15 g，防风12 g，远志12 g，当归15 g，白芍20 g，香附20 g，苍术20 g，枳壳12 g，红花9 g，威灵仙20 g，秦艽12 g，黄柏12 g，丹皮20 g。7剂，水煎服，日一剂。

按 《素问·百病始生篇》说："风雨寒热不得虚，邪不能独伤人，卒然逢疾风暴雨而不病者，盖无虚，故邪不能独伤人，此必因虚邪之风，与其身形，两虚相得，乃客其形。"此患者六脉"弦"为血管壁张力增加，"紧"为桡动脉搏动扩张有限而迅速回敛，桡动脉壁与周围组织间界限清晰，二者皆为心理张力高的表现，表明患者情志不舒，处于

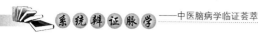

对某些事的关注状态，始终不能释怀。患者过度关注自己的身体状况，多思多虑，情志郁闷不得舒解，以致肝失条达，气机郁滞，气血运行不畅，故脉涩；肝木克脾，肝脾不和，脾的运化功能不及，水湿失运凝聚而成；内湿受困，又易招致外湿的入侵，内外之湿同气相求，痰湿瘀胶合羁留，痹阻血脉，筋骨关节失荣，而令痹证作矣。故治疗上以行气散结，清热燥湿为大法。

案3　张某，男，51岁。因头晕半年余于2013年5月31日初诊。患者半年前无明显诱因出现头晕，精神差，喜卧，神志清，时有胸闷，遇事易心慌，情绪低落，曾于某医院治疗，服用抗抑郁药物，效不显，纳可，眠浅多梦，二便调。舌淡红苔白厚，脉沉涩。治法：行气解郁，清热安神。处方：半夏9g，厚朴12g，茯神20g，苏叶15g，防风12g，远志12g，当归15g，白芍20g，秦艽20g，香附20g，苍术20g，黄柏12g，浙贝20g，丹皮20g，川楝子12g，郁金20g，茵陈12g，朱砂0.5g（冲服）。7剂，水煎服，日一剂。

按　《灵枢·本神》："忧愁者，气闭塞而不通也。"患者因家庭原因长期担心，害怕，好忧伤，生闷气，以致气机闭塞不通，气机阻滞，日久化火，郁于内不得发，故脉象沉涩，《医学入门》曰："郁脉皆沉，血芤气涩。"《举要》云："下手脉沉，便知是气病，在气郁，脉即见沉。"由于忧思郁结，气机阻滞，气机不能鼓动于外，则运动趋势倾向于内，故其脉位沉；肝气郁结，耗伤心血，心失所养，则胸闷心慌，应以行气解郁为主，并佐以清热安神之品方可奏效。

案4　申某，女，22岁。因月经不调3年于2012年5月30日初诊。患者自述因情绪波动导致月经不调，月经提前，最长有1周，量少，色黑，伴腹痛，痛时偶伴呕吐。现症见：月经时腹痛，因恼怒生气后腹痛尤甚，偶伴呕吐，平素畏冷，手脚凉，腰酸痛，易感冒，纳可，二便调。舌瘀红，脉弦涩动。治法：行气解郁，活血温中。处方：乌药20 g，香附20 g，苍术30 g，白芍30 g，当归15 g，地榆12 g，枳壳12 g，川芎12 g，川楝子9 g，荆芥12 g，甘草6 g，生蒲黄9 g，五灵脂9 g，生山楂9 g。7剂，水煎服，日一剂。

按　患者左寸脉"弦"、"涩"、"动"表明患者具有肝郁不舒，生闷气的特点；平素性格倔强，好计较小事，不如己愿便恼怒生气；"涩"为气机郁滞，气为血之帅，气郁则血流不畅；据脉所辨，反映出患者郁闷不舒，导致了气郁逆上，因循行于机体肝经的气血壅滞不畅，扰动冲任则月经先期；《灵枢·本神》："肝藏血，血舍魂。""肝藏血"，肝如同"血库"一般，能够贮藏一定的血液，以供人体活动所需，发挥其濡养脏腑组织、维持相应功能作用，气血运行不畅不能濡养全身，则畏冷、手脚凉；冲任失调，则腰酸痛、腹痛。故治疗上以行气解郁，活血温中为大法。

综上所述，上述四例患者虽然性别不同，年龄各异，但都由情志不遂、郁闷不舒导致气机逆乱而起病。《临证指南医案》中说："故六气之著人乎，皆能郁而致病……总之，邪不解散，即谓之郁，此外感六气而成者也。今所辑者，七

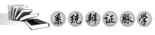

情之郁居多……因情志不遂，则郁而成病也。"由郁闷不舒状态导致的病证诸多，正如《古今医统》中所载："郁为七情不舒，遂成气结，既郁日久，变生多端。"以中医的脉诊对病案进行解析，能够更好地对病证的病机进行分层把握，直接指导辨证论治，因此应当加以重视[3]。

参考文献

[1] 齐向华．失眠患者郁闷不舒状态的理论和临床研究[J]．山东中医药大学学报，2007，31（6）：449-451.

[2] 滕晶．中医"郁闷不舒状态"概述及其脉象文献论疏[J]．中华中医药学刊，2012，30（8）：1787-1788.

[3] 滕晶．古代医案中"郁闷不舒状态"的脉诊解析[J]．湖南中医杂志，2013，29（3）：78-79.